河出文庫

屋根裏に誰かいるんですよ。

都市伝説の精神病理

春日武彦

kawade bunko

はじめに

本書のモチーフは、自宅の天井裏ないしは屋根裏に何者かが隠れ潜んでいるという無気味なイメージである。

そのように突飛でグロテスクでしかも生々しいイメージが、しばしば精神を患った人々や痴呆老人の口から妄想として語られることがある。いわば病的な想像力の働き方のひとつとして、「屋根裏に誰かいるんですよ。」といった類型がまぎれもなく存在している。患者の口から、文献から、再三にわたって相似した内容の妄想を知らしめられることによって、天井板を隔てた頭上の闇に誰かが息を殺してこちらの様子を窺っているといったイマジネーションがある種の普遍性を帯びていることが実感されることになる。

屋根裏にいる「誰か」は、稀ならずその妄想を訴える患者と奇妙な交流関係を結ぶ。

憎みつつも、どこか狎れ合っているような不可思議な関係性が成立する。たんに怖がったり混乱するだけといった事態とはならないところに、この妄想の独自性がある。

この本のタイトルは「屋根裏に誰かいるんですよ。」であり、そこに何らかの不真面目で無遠慮な響きを感じ取る読者も多いかもしれない。さながらコメディアンが語る怪談のような口調のタイトルだと評した人もいる。わたしとしてはチープで上滑りな気配が漂うこのタイトルが、妄想におけるシリアスな側面と、にもかかわらず他者にとっては荒唐無稽なものとならざるを得ないその情けなさとを、あえて能天気な言葉づかいで表現したものと理解してもらえれば嬉しい。

B級映画や小説のモチーフには「屋根裏に誰かいるんですよ。」といった非日常的なものが繰り返し登場し、あるいは屋根裏に潜む得体の知れぬ人物に準ずる奇矯なイメージが頻出する。そのようなものに関心を寄せずにはいられない我々の想像力は、都市伝説といった形で「正常な者による手作りの疑似妄想」を共有し、しかもその内容が図らずも「本物の」妄想に類似することが少なくない。そんなところに、正常・異常を問わずイマジネーションの働き具合のプロトタイプを見て取ることが可能かもしれない。

ところで天井裏や屋根裏に何者かが侵入しているという妄想は、家屋が住人へもたらす安心感や一体感を脅かすといった意味において象徴的である。住まいには、住人の人格や精神の深層があからさまに反映される。心の奥底は、家屋の内部と融合している。となれば、たとえば座敷牢とか死体の置かれた部屋といったものがもたらす根源的な不快感は、おそらく精神の闇をあからさまに具象化したように直感されるからこそであろう。

わたしは本書で、ひとつには想像力におけるステレオタイプや普遍性について考えてみたい。そしてもうひとつには、狂気のあらわれとしての室内を描くことを通して、住居という存在のネガティブな側面を考えてみたいと思っている。無気味で非日常的な本書のモチーフが、何らかのリアルな性質を備えたものとして読者に伝われば、筆者にとって、まさに書いた甲斐があったというものである。

屋根裏に誰かいるんですよ。◉目次

屋根裏に誰かいるんですよ。

——都市伝説の精神病理

Ⅰ　天井裏に潜む者

屋根裏を歩く

たとえば本好きな人々を対象に「なぜかいつまでも妙に心にひっかかっている短編小説があったら、そのタイトルをぜひ教えてほしい」とアンケートを募ったとしたら、おそらく江戸川乱歩の「屋根裏の散歩者」を挙げる回答者が何名もいるに違いない。確証はないけれども、そんな気がする。少なくともこの作品に執着しそうな人物について、わたしの周囲に限ってみても、A氏とB君といった具合に幾つかの顔がありありと浮かんでくるのである。

大正一四年に雑誌『新青年』へ発表されて以来幾星霜、いまだにこの作品は書店や図書館で簡単に入手可能なのだから、そうした点から考えても人気の高さが窺われる。ただしその人気の秘密を、単純に通俗性ゆえと断定して良いものかどうか。ひどく想像力をくすぐるこの風変わりな題名を、たとえ読書の習慣などなくともおそらく大概の人々は知っているに違いない。世相がどれほど変わろうとも、我々の精神の奥底のかなり普遍的な部分に何か訴えてくるものがあるからではないのか。ちなみにわたし自身はたぶんこの小説をさきほどの「妙に心にひっかかっている短編小説」についてのアンケートの答えとはしないだろうが、それは自意識過剰ゆえにあまり人に知られていない「渋い」作品を選びたがるであろうといった、まことに卑しげな理由に基づいていているだけである。本心では、この作品はとても気に入っている。

さて、ほぼ三〇年ぶりに「屋根裏の散歩者」を読み返したのはつい先日のことであった。ストーリーについては、まさに四半世紀以上昔に頭へインプットされたとおりであった。舞台は大正時代の東京。高等遊民とでも称すべき二五歳の驕慢な青年・郷田三郎は、ただひたすら退屈を持て余している。月並みな娯楽ではまったく満足がいかない。健全なものには、およそ関心が向かない。犯罪にあこがれ、ときおり乞食や女に変装をしてはささやかなスリルを楽しむといったアブノーマルな日々を送っていた。

彼は東栄館という下宿屋に住んでいたが、不精者ゆえ、毎日布団を出し入れすることの繰り返しが甚《はなは》だ面倒臭い。それがために、いつしか押し入れの上段を万年床にして、そこで眠ることが郷田の習慣となっていた。便利なだけではない。襖《ふすま》を閉めてしまえば押し入れの中の狭苦しくも心地よい寝床は、白昼でも光を締め出すことが出来る。闇に溶け込むことが出来る。あたかも息を殺して隠れ潜んでいるかのような非日常的な感覚を手軽に楽しむことが出来るのだから、それは猟奇を好む彼にとって素敵な発明なのであった。

ある日郷田は押し入れの中で偶然に天井板を突き上げてみたところ、それが簡単に外れて屋根裏へ侵入可能となることを発見する。持ち前の病的な好奇心から、屋根裏に隠然と広がる暗い空間に魅了されたのは当然の成り行きであった。彼は、迷宮めいた闇の中へ喜々として這い込む。ほどなく、夜となく昼となく息を潜めて棟木《むなぎ》や梁《はり》を伝い歩くようになる。天井板の隙間や節穴から、他人の生活をそっと盗み見ることが日課となる。猟奇愛好家・郷田三郎は、それが定められた運命であるかのように、屋根裏の散歩者として生きるようになったのである。

郷田にとって、窃視者として屋根裏から密かに東栄館の下宿人たちの生活に目を注ぐことは、この上ない楽しみとなった。彼らそれぞれのいじましいプライベートを、相手に気付かれることのないまま存分に眺めることが出来る。よそゆきの顔の裏に隠蔽された下宿人たちの猥雑な欲望が、自分の真下で赤裸々に披露される。ささやかな秘密や、おぞましい劣情、異様な習癖といったものがすべて天井の隙間や節穴を通して、屋根裏に這いつくばった郷田の視界いっぱいにパントマイムで繰り広げられる。

人形の家でも鑑賞するかのように真上から眺めおろす視線は彼に不思議な優越感を与え、他人の心の深層を暴き出す満足感とともに、ますます郷田の傲慢さを煽り立てるのだった。

窃視者ゆえの歪んだ全能感も与っていたのであろうか。やがて彼は、ある暗合を契機として、日頃から不快に思っていた下宿人の遠藤を殺害しようと企《たくら》みはじめる。自分が屋根裏を自在に這い回っている事実を誰にも知られていないことを利用し、相手が睡眠中に天井からモルヒネを垂らして毒殺する方法を思いついたのである。いや、方法を思いついたからこそ実行に興味がわいたのであって、被害者が誰であろうとそれは本質的な問題ではなかった。

（郷田の）精神状態は、非常に変態的で、犯罪嗜好癖ともいうべき病気を持っていて、その犯罪の中でも彼が最も魅力を感じたのは殺人罪なのですから、こうした考えの起こるのも決して偶然ではないのです。

屋根裏の散歩者による殺人は遂行され、遠藤は密室状態で死亡する。完全犯罪が成立しそうになる。服毒自殺として片づけられそうな雲行きとなったのである。が、そこに若き日の名探偵・明智小五郎があらわれ、天才的な直観から真相に気付き、犯人も犯行方法も突き止める。発覚によって普通の犯人ならば取り乱すところだが、郷田の精神はノーマルとはいい難い。逃亡など図ろうともしない。居直ろうともしない。他人ごとのように「死刑にされる時の気持ちはいったいどんなものだろう」と、ぼんやり考えをめぐらせている。この夢想的な探偵小説は、そんなふうに現実感を欠いたまま、合理的解決を以て静かに幕を閉じる。

闇と埃と蜘蛛の巣

わたしが「屋根裏の散歩者」を再読したとき、ストーリーそのものについては記憶の錯誤はなかった。探偵小説としての結構に関しては、そっくりそのまま記憶どおりであった。ところが、東栄館の屋根裏についてはまったくの思い違いをしていたことを知り、かなり意外な気持ちにとらわれてしまったのである。

まず、下宿屋の東栄館は、新築したばかりの真新しい建物であったことがわたしを驚かせた。壁は煤《すす》けて汚れが染みつき、あちこちに亀裂が入り、タイルの目地は黒ずみ、全体が傾きかけた——そんな古びた建物とばかり思っていたのである。「幸いなことには、建てたばかりの家ですから、屋根裏につきもののクモの巣もなければ、煤やホコリもまだ少しも溜まっていず、鼠の汚したあとさえありません。ですから、着物や手足の汚くなる心配はないのです。彼はシャツ一枚になって、思うがままに屋根裏を跳梁しました」。郷田は、こんなクリーンな空間を徘徊していたのである。あまりに新しく清潔すぎる屋根裏では、猟奇というよりはむしろゲームに近い抽象的なイメージしか立ち上がってこない。興醒めである。

しかも郷田がはじめて屋根裏の空間と出会う場面が、わたしが自分勝手に抱いていた光景と大きく隔たるのである。

……その天井の穴を眺めていましたが、ふと、持ち前の好奇心から、いったい天井裏というものは、どんなふうになっているのだろうと、おそるおそるその穴に首を入れて、四方を見まわしました。それはちょうど朝のことで、屋根の上にはもう陽が照りつけているとみえ、方々の隙間からたくさんの細い光線が、まるで大小無数の探照灯を照らしてでもいるかのように、屋根裏の空洞へさし込んでいて、そこは存外明るいのです。

乱歩の小説に出てくるような屋根裏へ朝日が射し込んでいたり、「存外明るい」と描写されているとは思ってもみなかった。何年もまったく光などとは無縁のまま、闇が塊のようになって屋根裏の閉塞された空間を満たし、しかも埃《ほこり》や鼠の糞や昆虫の死体や蜘蛛の巣や黴で生理的にきわめて無気味な状態を呈しているのが「屋根裏の散歩者」の世界だと信じて疑っていなかったのである。

東栄館の屋根裏に澱んだ闇は、猟奇愛好家である郷田三郎の心の闇と対応している筈である。そのような図式を明瞭に意識して乱歩が執筆をしていたか否かはともかく、屋根裏の闇へ郷田が喜々として這い込んでいったのは、そこに彼の内面を具現化したものが感じ取られたからであろう。となれば、健康的な朝の太陽が射し込んだり、塵ひとつ落ちていないショールームのような空間ではこの物語の舞台にはそぐわない。再読によってその落差に困惑すると同時に、わたしは軽い失望を覚えずにいられなかったのであった。

もっとも、昭和三年に乱歩が発表した中編「陰獣」では、作者をパロディ化したような奇怪な探偵小説作家・大江春泥が登場し、彼の作によるとされる「屋根裏の遊戯」なる小説が言及される。屋根裏へ上がる場面もあり、こんな描写がなされている。


屋根裏なんて、決して春泥の小説のように美しいものではなかった。古い家ではあったが、暮れの煤掃きのおり灰汁洗い屋を入れて、天井板をはずしてすっかり洗わせたとのことで、ひどく汚くはなかったけれど、それでも、三月のあいだにはほこりもたまっているし、蜘蛛の巣も張っていた。第一まっ暗でどうすることもできないので、私は静子の家にあった懐中電灯を借りて、苦心して梁を伝いながら、問題の箇所へ近づいて行った。

クリーンな屋根裏など絵空事であると、あっさり否定がなされている。本当はもっと忌まわしい空間であると、説明が加えられる。

やがて小説の語り手である「私」は梁に積もった埃の乱れから、屋根裏の散歩者が実在したことを知り慄然とする。

私はそうして屋根裏に上がりながらも、実はまさか、まさかと思っていたのだが、静子の想像は決して間違っていなかったのだ。天井板の上に、確かに最近人の通ったらしい跡が残っていた。

私はゾーッと寒けを感じた。小説を知っているだけで、まだ会ったことのない毒蜘蛛のような、あの大江春泥が、私と同じ恰好で、その天井裏を這いまわっていたのかと思うと、私は一種名状しがたい戦慄におそわれた。私は堅くなって、梁のほこりの上に残った手だか足だかの跡を追って行った。

こうした生々しさは、屋根裏の空間が汚れて不快な場所でなければ成立しない。大江春泥の心の闇が屋根裏の闇と照応しているのなら、当然のことながらそこには生理的なおぞましさが潜んでいなければならないだろう。そこへ闖入した他者は必然的に、「一種名状しがたい戦慄」におそわれることとなる。もしかすると乱歩は、あまりにクリーンで淡白であった「屋根裏の散歩者」の空間に自ら物足りなさを覚えたのではないか。だからあえてもう一度パロディの形式を通してそこを無気味な空間に描き直した。「陰獣」に込められたモチーフのひとつは、そのような乱歩のこだわりであったのかもしれない。

老女の訴え

かつてわたしが精神科医として関わったケースで、「屋根裏の散歩者」を連想せずにはいられなかったものがある。

下町の、やや老朽化した二階建てモルタル作りのアパートに、七〇歳になる老女が独り暮らしをしていた。一階の二号室である。夫は一〇年近く前に病死し、未亡人となった彼女はひっそりとつましく年金生活を送っていた。子供には恵まれなかったらしい。犬も猫も小鳥も飼っていなかった。窓際に小さな水槽を置いて、その中で泳ぐ数匹の色褪せた金魚だけが、老女の仲間であった。

身なりも整い、常識もわきまえている。挨拶もちゃんとするし、変人めいたところはおよそない。人付き合いはほとんどしないが、誰に迷惑をかけるでもない。

そんな彼女（以後、Rとする）が、ある日珍しく大家を訪ねてきた。開口一番、Rはおかしなことを言う。

「困っているんです。公園の男の人が、しょっちゅう隙を狙って部屋に入ってきて。いろいろ無くなったりして、困っているんです。」

いきなり公園の男などと言われても、大家は面食らうばかりである。どうやらRが指しているのは、同じアパートの二階に住んでいる男のことで、夜警を職としている。勤務明けに彼はしばしば近くの公園でぼんやり煙草を吸っている。ちょっと得体の知れないところがあって、滅多に他人とは口を利かない。前科者らしいという噂もある。その男が、Rが買い物に行ったり風呂屋へ行ったりしている隙にこっそりと彼女の部屋へ侵入し、ちょっとしたものを失敬していったり、悪戯《いたずら》のつもりなのか日用品の置き場所を変えていったりするという。

盗まれた物は、亡くなった夫の写真だとか、Rの櫛、こけし、カーディガンなどである。わざわざ男が忍び込んで盗っていくような品物とは思えない。日めくりのカレンダーが一枚余分に剝がされて日付が翌日になっていたり、夏物と冬物の衣類をわざとごっちゃにしてしまうような悪さもされているという。

あまりにも馬鹿げた訴えである。大家は、ひょっとしたらRは痴呆になりかけているのではないかと考えた。ボケ老人が自分のアパートに独りで住んでいるのは困る。

親戚にでも引き取ってもらわないと、やがてトラブルの種となるだろう。火事でも起こされたら一大事である。しかし公園の男の件以外は、ことさら言動はおかしくない。どうしたらよいだろう？

Rの縁者を探し出して連絡を取ったり、保健所へ相談に行ったり、大家はとにかく痴呆ないし精神病の可能性を確かめるべくあれこれ手を回した。そうした一連の経緯から、たまたまわたしが、彼女の住まいを訪問して見立てをすることになった。診断をつけなければ、周囲はどう対応すべきか分からない。

精神科医ですと自己紹介などすれば警戒されるに決まっているから、大家の知人で区役所に勤めている者という触れ込みで訪ねることにした。あなたが家宅侵入の件でお困りだと大家さんから伺いましたが、わたしは区役所に関係していますのでプライベートな立場ながら何かお役に立てるかもしれません、事情を詳しく教えて下さい、と。明らかに身分詐称であるけれど、相手に損失を与えることが目的ではないのだから、まあ止むを得ないということにした。

晴れ渡った日であった。考えてみればウィークデーの昼間に訪ねていくというのは、公的な用件でない限り不自然なのだけれど、そうしたことをRは訝《いぶか》しく感じなかったようである。むしろ、わざわざ事情を聞きに来てくれたと喜んでいる。

室内は、きれいに整頓されている。彼女も、ごく普通の老女である。知能もしっかりしているし、記憶や見当識にも異常はない。痴呆とは考えられない。分裂病とも考え難い。しばらく雑談を交わしたのち、問題の核心である「公園の男が忍び込んでくる件」についてさりげなく尋ねてみた。

　すると彼女は、いやに熱のこもった調子で延々と被害について語りはじめた。盗まれた品物や、悪戯についてはやたら詳しく語る。おまけに犯人は、罪滅ぼしのつもりなのか水槽に金魚を一匹増やしていったことがある、などと不思議なことも言う。しかしなぜ二階に住む「公園の男」が犯人だと分かるのか、と疑問を呈してみるとその点についてはあやふやである。が、だからといって自分の確信を撤回することは決してしない。どうやら直観によって分かったということらしい。では侵入経路はどうなっているのか。鍵が壊されたり、窓ガラスが破られたりしていたのか。

　Rは腰を上げると、「こちらに来てください」とわたしを奥の部屋へ連れて行った。「ここから入ってくるんですよ」と、彼女は押し入れの襖を開けながら断言する。カーテンが引いてあるので室内は暗く、おまけに押し入れには布団や段ボール箱が入っているので陰が出来てよく見えない。Rは押し入れの中の天井板を指差している。

　首をのばして目を凝らすと、天井の一部にガムテープで厚紙（菓子の詰め合わせが入っていた化粧箱を広げたもの）が無造作に当ててある。彼女はテープを剝がして、厚紙を取り除いてみせた。

わたしは息を呑んだ。

ぽっかりと矩形の穴が開いていた。

天井板が一枚外されて出来た穴である。中は真っ暗で、だがまぎれもなく穴の向こうには得体の知れぬ空間が広がっていることが分かる。燐寸《マッチ》箱のようなアパートの一階にもちゃんと天井裏の間隙があって、しかもそれが予想外に大きなスペースらしいことを知って、わたしは驚いた。アパートが古びていることもあって、いかにも不健康で気味の悪そうな闇が充満している。

「ほら、この穴から入ってくるんですよ。こうやって厚紙で塞いでいるんだけど、やっぱり駄目なのよね」

アパートの二階に住む男は、Rの部屋の真上に住んでいるわけではない。彼にとっては床下、彼女にとっては天井裏に相当する平べったい空間を何メートルも這い伝って横方向に移動し、それからやっと押し入れから侵入してくるということらしい。そんな馬鹿げた話など、妄想以外の何物でもあるまい。

他人の家の押し入れというものは、布団といった身体を包み込むものや人目に晒したくないものがごちゃごちゃと収納されていることもあって、体臭に近い猥雑さが漂っているものである。そのときのわたしは、あきらかに妄想を意味するその天井裏の空間と、押し入れという空間が醸しだす生臭い印象とが混ざり合い、あまりにも生々しい秘密を見せられてしまった気分に陥り、正直なところ少々たじろいでしまったのであった。

物理的には、あの天井裏の穴を通って成人の男が侵入してくることは無理だろう。穴の大きさが小さすぎる。けれども、小人のようにちっぽけな男が「屋根裏の散歩者」さながらRの頭上に広がる闇の中を息を潜めて伝い歩き、穴をくぐり抜け、押入れの襖を細く開けながら鋭い目つきで室内を窺っている光景が、わたしには容易に想像出来た。おそらく彼女の脳裏にも、同様な映像が思い描かれていたに違いないのである。

猟奇的かつ荒唐無稽な妄想と、まさに「本当に」天井裏へつながる穴が黒々と口を開けているというグロテスクな具体性と、さらに押し入れの中が示す生理的感覚と、それら三者の組み合わせが老女の病んだ精神の奥深さを実感させて、「大家の知人」を装っていたわたしは圧倒されずにはいられなかったのであった。

秘密の空間（1）

Rの精神科的診断については後ほど述べるとして、モルタル・アパートの一階と二階とのあいだにしっかりと天井裏の空間が広がっていることはわたしの想像の埒外であった。どうやら大概の建物には、予想外の「隠された空間」や「盲点のような空いるものらしい。普段は住人の意識にも上らないという点で、そうした空間」が存在に闇を孕んでいる。売』の一九八九年一〇月一五日号に、見開きで殺人事件の報道がなされていたゴシック体の見出しには「〃完全犯罪〃があっさりばれた東工大生のアタマ」と記されているが、サブ・タイトルでは「屋根裏の散歩者／証拠隠滅のガス爆発工作まで」と書かれているのが関心を惹く。

事件は、横浜の郊外にある三階建てのワンルーム・マンションで起こった。三〇三号室に居住している東京工業大学の学生F（21）は、二年前から隣室（三〇二号室）の独身の男性会社員O（25）と反目し合っていた。Fが友人を連れてきて騒ぎ、それをOがきつく咎めたことが発端だった。以来、二人はことあるごとに衝突し、罵り合うどころか取っ組み合いの大喧嘩を演じたことすらある。そうした経過がそのまま動機となり、ついにFは平成元年九月二四日、Oの背中を果物ナイフで刺して殺害した。しかし動機の中には、あるひとつの「発見」が伏線となっていた。

半年前に、Fはほんの気まぐれから、自室のバスルームの天井にある点検口の蓋を押し上げてみた。穴から顔を出してみると、天井裏に相当する暗い空間が広がっている。しかも、大人が立って歩けるほどの大きな空間なのである。調べてみると、その空間へ入り込めば、隣室へもそちらのバスルームの点検口をくぐり抜けて簡単に侵入出来ることが分かった。となれば、玄関の鍵を閉めて安心しているOの不意を衝いて殺害を図ることなど造作あるまい。そんな突飛なアイディアが閃くのも、激しい憎しみがいつもFの心には渦巻いていたからだったわけである。

殺意に目をぎらつかせたFが、足音を忍ばせて天井裏を歩いていく。隣室の点検口へ滑り込み、湿ったバスルームへそっと降り立ったFは、ナイフを手にチャンスを窺う。安全な筈の三〇二号室で襲われたOは、さぞや驚愕したことだろう。記事には犯人Fの顔写真が掲載されていたが、目がいやに吊り上がっていて、この顔で興奮しながらいきなりバスルームからナイフ片手に飛び出してきたら、実に恐ろしい光景だろうと想像がつくのである。もっともOは背中を刺されていたので、彼には犯人の顔を見る機会はなかったのかもしれないが。

まさに「屋根裏の散歩者」の殺人である。Fは再び天井裏（最上階だったから、屋根裏と言い換えても同じであろう）を通って自室へ逃げ戻った。密室状況の成立である。しかし一晩経ってみると、密室内での他殺死体などと気取ってみても完全犯罪には程遠いことに気が付いた。侵入経路など、今どきの警察ならたちまち見抜いてしまうことだろう。

さらにもう一度彼は、隣室へ屋根裏経由で忍び込んだ。裂いたビニール袋と粘着テープを使って被害者の部屋の窓を目張りする。玄関ドアのノブに紐を結び、それをガスライターのスイッチに繋げて、ドアを開けると自動的に点火する装置を細工した。そうしてからガスの栓を開いた。遅かれ早かれ誰かが三〇二号室のドアを開け、するとそのとき点火装置が働いて室内に充満したガスは爆発するだろう。と同時に、証拠はすべて隠滅され、今度こそ完全犯罪が成し遂げられることだろう……。

残念なことに、せっかくの工夫は役に立たなかった。仕掛けをほどこしてからさして時間が経っていないうちに、被害者Oの恋人が訪ねて来てしまった。ガスが室内に充満しておらず、爆発が起きなかったのである。自室で耳をそばだてていたFは、計画が失敗したことを知り、証拠となるナイフおよび返り血を浴びた衣服を持って、バイクで逃走した。証拠品を始末するも、逃げきれぬと悟って自殺を図り、だが死にきれずに救急病院へ収容され、そうこうしているうちに状況証拠から犯行を疑われていたFは警察の尋問を受ける羽目に陥ったのだった。

週刊誌の記事は、東工大の学生という「受験における勝利者」でありながら安直な殺人を犯し、しかも稚拙な証拠隠滅の工作を図ったその社会性および常識の欠如に眼目を置いていた。確かに記者としてはそういった学歴主義の弊害に着目したくなるのは当然だが、わたしとしては「いやはや世の中には、屋根裏の散歩者みたいな奴が実在していたのだなあ」という、まことに素朴かつ不謹慎な感慨を抱かずにはいられなかったという次第なのであった。

秘密の空間（2）

平成九年八月九日付の『読売新聞』朝刊には、建造物侵入の現行犯で逮捕された二二歳の男のことが報じられていた。彼は川崎市幸区にある七階建て雑居ビルの配電室へ勝手に棲みつき、誰にも気付かれぬまま九ヵ月ほど秘密の生活を送っていた。

配電室はビルの二階にあり、奥行きが約三・六メートル、幅が約〇・七メートル、高さが約一・九五メートルという狭い空間であった。部屋というよりも横穴といった印象だが、コンセントがあったので、男はテレビやビデオデッキ、テレビゲームや扇風機などを持ち込み、おまけに天井には女性のポスターまで貼っていたという。まことに文化的なこの秘密の空間を根城に、男はアルバイトに出掛けて金銭を稼いでいたという。

せっかくの生活は、管理人が配電室に用があって扉を開けたところ人の気配がしたので警察へ通報したという、何とも呆気ないエピソードで終止符が打たれた。まあ配電室ともなればその存在をすっかり忘れ去られてしまうことはないのであって、ときおりであろうと使用されることは確かなのだから、むしろ九ヵ月も発覚せずに済んだことのほうが驚きであろう。だがそれにしてもなかなか居心地の良さそうな空間のような気がしないでもない。もしも屋根裏の散歩者である郷田三郎が配電室での暮らし

ぶりを見せられたなら、あたかも押し入れの中で内緒の生活を営んでいるかのような
その隠密ぶりに、ただならぬ興味を抱いたに違いあるまい。

超能力を売りものにしたオウム真理教の教祖、麻原彰晃は平成七年五月一六日に逮捕されたが、教団施設内の天井からぶら下がる形でこしらえられた「隠れ部屋」に独りで息を殺しているところを発見されての無様な逮捕だったことは、まだ多くの人たちの記憶に残っているだろう。

高さが約六〇センチ、広さがおよそ三畳ぶんだったというその隠れ部屋は、警察官に見つからぬように外側から出入口を塞がれ、封印された秘密の空間であった。なるほど面積においてはさきほどの配電室よりも広いけれど、高さについては縁の下へもぐり込んだようなものであり、しかも闇で満たされている。『サンデー毎日』一九九七年八月一〇日号に載っていた室内のカラー写真を見ると、あたかも棺桶を思わせる狭苦しい空間であることが分かり、E・A・ポオのような「生き埋め恐怖症」者にとっては、まさに悪夢そのもののようなスペースと実感されるに違いない。麻原はミネラルウォーターや食料、携帯ラジオ、寝袋などを持ち込んでいたいっぽう宗教的なものはほとんどなく、あんな息苦しそうな空間でこそ宗教的な品に頼りたくなりそうな気がするが、おそらくは身を隠すことに精一杯であったのだろう。

穴蔵のような配電室に棲みついていた男にせよ、偽装された隠れ部屋に潜伏してい

た教祖にせよ、こうした話には何かしら我々の心を捉えてくるものがある。ほんの目と鼻の先に予想外の空間が実在し、そこへ見知らぬ誰かがこっそりと生活を営んでいたり身を潜めているといった意外性には、我々の退屈な日常が実は二重底になっていたことを気付かせるような軽い驚きが伴い、しかも無気味であると同時に子供の頃の「かくれんぼ」の記憶や世間を欺く屈折した快感が想起されてくるからなのかもしれない。

「隠された空間」や「盲点のような空間」は、想像力を介して我々の心の奥と通底している。

文学的狂気

ここで、さきほどの「天井裏から男が忍び込んできて困る」と訴えた老女Rに話を戻したい。いったい彼女は、気が狂っていたのだろうか。

妄想を抱いた人間は、正常な心の持ち主とは言えまい。精神病か痴呆か、そのどちらかを疑うのが順当な考え方である。通常、それらは妄想以外にも何らかの症状を示す。発熱以外に何の症状も伴わない風邪などないのと同じことで、普通は咳《せき》や鼻水や咽頭発赤や関節痛や頭痛などとペアになって病気の全体像が形作られるであろう。精神の問題にしても、妄想と共に様々な心の異変や歪みが現れ、そうしたものの総体に対してはじめて病名診断がなされる。

　ではRの場合はどうであったのか。既に記したように、彼女には妙にディテールばかりが鮮やかな天井裏妄想を除いて、ことさら精神病を疑わせる兆候はなかった。ごく当たり前の「普通」の人であるにもかかわらず、妄想ばかりが突出していたのである。Rを観察していると、妄想をそのまま狂気の証左とすることは躊躇されてくる。せいぜい邪推や思い過ごしに囚われている老女と考えたくなるのだけれど、しかし彼女の妄想はそうした日常レベルの温微な錯覚とはあまりにもかけ離れている。

　このように妄想の突飛さと当人の穏やかな常識人ぶりとのあいだに乖離が生じているときには、精神医学はたちどころに歯切れが悪くなってしまうのである。少なくとも、狂気という概念を疾病という領域に位置づけることが困難となり、診断や治療とはレベルの異なるところで「文学的な」狂気が立ち上がってきてしまう。つまり病気としての狂気ではなく、異様なストーリーや不可解な主張の代名詞としての狂気のみが立ち上がってきてしまう。

　Rのような症状を説明するために、古くから遅発性パラフレニー、対人接触欠損パラノイド、パラノイアなどの概念ないし言葉が精神医学には用意されてきた。が、それらはいずれも本態の解明を意味してはいない。珍奇な現象を前にして、困惑しつつもとりあえずネーミングをしておくといった程度のことである。ネーミングの効用は、そのことによってある事象が空前絶後ではないと了解することにあるだろう。そのような意味では、遅発性パラフレニー等々の名称は十分に精神科医によって使い込まれている。けれども医学的にどれだけ踏み込んだ解明がなされているかといえば、やはりこれらの症状は未だ文学的狂気にとどまっているとしか思えないのである。

　とはいうものの、あえてRの症状を文学的狂気として措定するなら、そこには別な名称の生まれる余地も出てくる。

　幻の同居人 phantom boarders という言葉がある。米国ニューハンプシャー・ホスピタルの精神科医エドワード・E・ローワンが専門誌に発表した報告（Rowan E. L.: Phantom boarders as a symptom of late paraphrenia. *Am J Psychiatry* 141: 580-581, 1984)に由来し、自分の家の屋根裏、天井裏、地下室、床下、納屋《なや》など「普段は立ち入ることのない薄暗い空間」へ、見知らぬ人物がいつの間にか棲みつき、居間から物を盗んだり悪戯をしたり、あるいは天井越しに会話や騒ぎが聞こえるといった内容の妄想を指す。ことにひっそりと孤独な暮らしを営んでいる老婦人（しかも彼女たちはおおむね痴呆や分裂病に該当しない）の口からこうした妄想が稀ならず語られるという事実が、幻の同居人というフォークロアめいたネーミングの背景となっている。

　ローワンの報告には、三つのケースが紹介されている。一例めは七六歳になる独り暮らしの未亡人で、二階に間借りをしている家族が騒がしくしたりパーティーのざわめきが聞こえて迷惑している、と夜中に何度も警察へ苦情の電話をしてくることから問題が浮かび上がってきた。たしかに数ヵ月前には二階に子供二人を連れた女性が間借りをしていたことがあったが、とっくに引っ越しており、今はもう誰もいない。訪ねてきた警官と一緒に二階へ上がって部屋が空っぽであることを確かめても、調べている間だけ一家は姿を隠していたのであり、やはり彼らは依然として棲みついていると主張してやまなかった。彼女はその一家を目にしたことはなく、しかし子供たちの声や母親の声、テレビの音、男性をもてなしている声といった「空耳《そらみみ》」を根拠に幻の同居人たちの存在を信じつづけていた。心配した親族によって入院させられることになり、病院ではそうした空耳は聞こえることはなかった。が、あの一家が勝手に棲みついているといった妄想は、病院から介護施設へと移された後も消えることがなかったという。

二例めは七四歳になる婦人で、夫は精神科の治療を受けており、それがために配偶者がいるにもかかわらず彼女は孤独感に満ちた生活を送っていた。そんな彼女が抱いた妄想とは「ヒッピーたちが屋根裏に棲みついている」というものであった。ことに夜になると、天井越しにヒッピーたちの話し声や音楽がやかましい。夫が屋根裏へ上るための唯一の口を夫が釘《くぎ》と板とで塞いだあとでも、なお彼女はその妄想を信じていた。やがて夫は自殺してしまい、そのショックから彼女は入院を余儀なくされる。心が落ち着きを取り戻したあと、彼女は自宅へ戻ることを拒んだ。ひとつには夫のことを思い出して辛いから、ひとつには屋根裏にヒッピーがいるから、ひとつには地下室に蛇がいて嫌だから（彼女の住む土地では、しばしば地下室に蛇が出る）、と。結局、彼女も介護施設へ入居したが、そこで暮らしつつもなお自分の家にはいまだにヒッピーが居ついていると信じていた。

三例めは七一歳の婦人で、農業を営む夫と二人暮らしであったが、その夫は無口で内向的で彼女にすら心を開くことのない人物であったという。彼女は、別居している一人息子へ毎晩電話をかけてきた。納屋に誰かが勝手に棲みついてしまった。彼らを何とかしてくれ、と。棲みついた連中の交わす会話や、やかましい音楽が納屋から聞こえてくるし、連中の乗り回す車のヘッドライトが前庭を照らしだして眩《まぶ》しい。その光こそが何よりの証拠だ、と彼女は訴えた。息子が納屋を調べて人の生活している気配のないことを確認したり、家の前にはタイヤの跡など残っていないことを告げてもなお、彼女は妄想を撤回しようとはしなかった。そして病院で検査を受けたものの治療は断固拒否したという。

以上三つのケースにおいてはいずれも、脳に器質的な異常は認められず、また精神科的にも「幻の同居人」妄想以外はきわめてノーマルであったと記されている。

本邦における「幻の同居人」

老女Rの訴える妄想もまた、幻の同居人のバリエーションと考えて差し支えあるまい。ただしローワンが報告した三ケースではいずれも空耳が妄想の根拠とされていたが、老女Rは物が盗まれたり悪戯をされるといった「事実」を根拠としていた。いずれにせよ、ひっそり孤独な生活を営んでいる家において「普段は立ち入ることのない薄暗い空間」へ、いつしか得体の知れぬ人物が密かに侵入して日常へ影響を及ぼす、といった構図は共通しているだろう。また家屋構造に違いがあるにもかかわらず、日本でも米国でも結局は家にまつわる相似形の妄想が発生してくるところに、我々は普遍的な人間精神の働きをみるべきなのだろう。

ちなみに、わたしが老女Rについて記した意見書をここに示しておく。当時はまだ精神医学辞典に「幻の同居人」という項目が載っていなかったため（今でも載っていないが）、あえてこの言葉は文書中に使っていない。

診断：老年期妄想状態

●年●月●日、患者宅を訪問して面接を行った。礼容は整い、会話にも違和感を認めず、また室内も整頓されていた。記憶力や記銘力、見当識をはじめ知的能力に問題は見いだせなかった。強いて言えばやや猜疑心が強い程度であった。

しかし、同じアパートの住人が忍び込んで思い出の品や大切な品を盗んだり、あるいは室内をかき乱していくといった妄想だけは確固として存在している。押入れの天井板が外れた箇所を指し示して「あそこから忍び込んできた」と主張する態度からは訂正不能の病的なトーンを覚えざるを得ないが、そのこと以外には幻覚妄想は認められず、また痴呆の兆しもない。人格水準の低下も窺えない。

診断的には老年期妄想状態ないしは遅発性パラフレニーと思われる。加齢による脳機能の脆弱化に加え、長年の孤独な生活がバイアスとなって妄想が生じたと思われるが、薬物投与や入院による改善の望みは低いと考える。むしろ、受容的な対応や、場合によっては親族に連絡を取って環境を変えることが当面の対策となろう。

本邦では三好功峰と永野修とが、幻の同居人に関して積極的にケース紹介を試みている。たとえば『老年精神医学』誌の第三巻一号（一九八六）に連名で発表している「奇妙な妄想 phantom boarders に基づく行動異常」では、六七歳の婦人が抱いた妄想について報告がなされている。

彼女は船員であった夫と結婚し、娘を二人もうけた。やがて夫は心臓病で死去、アパート経営を始めたが娘は双方とも嫁いでしまった。それゆえ、およそ一二年にわたって彼女は独り暮らしをつづけていた。六五歳の頃、娘に電話があり「指輪、毛皮、通帳がなくなった」と訴えてきたが、これは勘違いに過ぎず、結局自宅の別の場所で見つかった。同じ年、アパートに住んでいる若い男性が彼女の家に入り込んで盗みを働くといった訴えを執拗に繰り返し、見かねた娘がその男性に事情を説明して転居してもらうといったエピソードが起きた。

やがて彼女は、既に転居した独身男性が女友達と天井裏に這い込んでいると言いはじめた。パトカーを数度にわたって呼び、警官に天井裏を捜索させるといった事態まで生じたため、娘が彼女を精神科へ連れて行ったという経緯がある。彼女の訴えの一部を引用すると、

「天井裏にひそむ二人のうち、男のほうは大工ですので、家に侵入するのも天井裏に入るのも簡単なんです。女のほうは近くの喫茶店のママなんですが、最近では二人は夫婦気取りで天井裏に入っています」

入院して一ヵ月後。感情の昂りもおさまったので自宅へ一晩外泊させたところ、病院へ戻ってきた彼女は主治医に語った。「誰もいない感じでした。二人の声が聞こえることもありませんでした。でも台所に野菜の切れ端があったので、私の留守中に二人が食べたのに違いない」

彼女は一時期、自宅の窓に金網を張って天井裏へ誰も侵入出来ないようにする。そ

うやって自分の家にもういちど住むのだと言い張っていたらしいが、やがて妄想は消退して退院となり、娘のところへ同居するようになったという。

夫婦気取りの男女が天井裏に潜むといった確信には、荒唐無稽であると同時にどこか妙に下世話な彩りがなされているようで、わたしにはそういったところがまことに興味深く感じられるのである。また窓という窓に金網を張って侵入者を防ぎ、何としてでも自宅を守ろうとするそのどこか一線を越えたかのような執着の姿勢には、いかにも精神を病んだ人たちに特有のトーンが宿っているように思えてならない。それを切実さといった文脈のみで捉えることは不十分なのであり、むしろ短絡的な思考と生々しい具体性との結合において、彼女は日常生活を営みつつもいつしか自分自身を妄想の世界へと追い込んでいってしまったと考えられるのである。

天井裏の密計

江戸川乱歩が大正一五年に雑誌『写真報知』へ連載していた長編小説で「空気男」という作品がある。途中で雑誌が廃刊となってしまい、そのまま未完で放置されたためあまり人に知られることのない作品である。

ストーリーは、暇を持て余し、しかも猟奇や変装や犯罪に異常な関心を寄せる二人の男が出会い、自分たちの奇妙な体験を基にした探偵小説を発表しながら、やがて本物の犯罪に手を染めていく（らしい）、といったものである。そして主人公である二人の男たちは、どうやら乱歩の性向をそっくりそのまま戯画化したとしか思えない。

主人公の片割れである北村が、そっと天井裏に忍び込み、相棒の柴野が自室で変装をする様子を頭の上から覗き見ているといった場面が登場し、北村はそうした実体験に基づき「天井裏の密計」と題する小説を発表する。それはおそらく乱歩の「屋根裏の散歩者」に瓜二つの筋書きを持った作品らしいのである。

結局のところ乱歩は、大正一四年に「屋根裏の散歩者」を発表したのち、翌年には「空気男」の中で「天井裏の密計」、昭和三年には「陰獣」の中で「屋根裏の遊戯」といった具合に自作のパロディ化を重ねがさね行っているのである。かなり屋根裏ないし天井裏に強いこだわりがあったようで、そうした事情については乱歩自身による作品解説からも窺い知ることが出来る（「楽屋噺」／『乱歩随想』所収／講談社、一九八九）。


……当時まで、私は天井裏というものを一度も見たことがなかったので、大阪の自分の家の天井を叩き廻って、釘づけになっていない所を探すと、好都合にも、床の間の天井が、多分電燈工夫の出入場所であろう、押してみると、グワグワしている。その癖に妙に重い感じなので、多少気味悪々なおも押すと、ゴトンと音がして、板の上に重しの石がのせてあることが分かった。その時の気持をいくらか誇張して、そっくり小説の中に使ってある。それから、板をはずして、首だけを真暗な天井裏に差入れて、見廻すと、なんと仲々捨て難い眺めなのだ。私はその天井裏の景色を、半時間も楽しんだものであるが、それがあの小説の長々しい叙景になっている訳です。

さすがに凝り性の彼だけあって、やはり実際に天井裏へ首を差し入れてみずにはいられなかったのであった。天井板を押し上げたときの触覚を中心に語られているところが、いやにリアルに感じられる。

そんな実証派の乱歩が、さきほどの登場人物・北村の口を借りてこんなことを述懐している。

その天井裏からのぞいている時にだね、おれは色々面白い空想をめぐらして見たよ。第一妙なのは、天井裏は隣の家と共通になっていることだ。下では雨戸だとか格子だとか厳重に締が出来ているけれど、一歩天井裏に入って見ると、何の境界もない開っぱなしだ。若《も》し隣の人が悪気があって、君の部屋を窺おうとすれば、天井裏に上がりさえすればいいのだ。そこから君の部屋の押入れの中へおりて来て、盗みを働くことも出来る。日本の家屋なんて実際変なものだね。

そんな「変な」日本家屋の構造に関連するのであるが、雑誌『臨床精神医学』の一九九三年一一月号はパラノイアに関係した公募論文を特集していて、その一編には永野修による「老年期の〝幻の同居人〟妄想の1症例」が掲載されている。この症例では六七歳になる独り暮らしの婦人の妄想が紹介されている（さきほどの「夫婦気取りの男女が天井裏に潜んでいる」といった妄想の婦人も年齢は六七歳であったが、これはただの偶然の一致である）。

彼女が住んでいた家は、一軒の建物が壁を隔てて左右に分割され、それぞれに別々の家族が住むといったスタイルのものであったらしい。したがって、彼女の住まいと隣家とは天井裏においてはつながっている構造なのであり、「空気男」に出てくる北村の発言にあったように、まさに「若《も》し隣の人が悪気があって、君の部屋を窺おうとすれば、天井裏に上がりさえすればいいのだ。そこから君の部屋の押入れの中へおりて来て、盗みを働くことも出来る」というわけだったのである。しかも夫が生きていた頃には、その夫が信仰している宗教の読経がうるさいと隣家がクレームをつけ、あまつさえ警察に届け出たことが発端となって、一つ屋根の下にある隣家とはすっかり仲が悪くなっていた。

そんな彼女が抱いた妄想とは、隣家のおばあさんが天井裏に入り込み、あれこれと悪さをするというものであった。

どんな「悪さ」をしたのか？　永野の論文からいくつかを抜き書きしてみると、

•天井から侵入してカーテンを破る（以前から破れていたカーテンを指して、そのように彼女は主張する）。

•簞笥が夜のうちに三〇センチほど位置がずれている。それは隣人である老婆が、簞笥の横に夜間寝ていたためである。

•天井裏から、「早く出ていけ」と声が聞こえた。

•夜のうちに部屋の中の物を動かす。

•放尿をしていく。そのため異臭が漂うようになった。

こんな被害を訴え、また彼女が険しい顔で天井を睨んでいたり、興奮しながら天井に向かって「そこから出ていけ！」と怒鳴っている場面が確認されたのだった。

心配した姉の計らいで精神科を受診することになった彼女は、およそ二ヵ月の入院により精神状態は落ち着き、妄想も消えたために退院となったものの、過去についてはヤハリアノ頃ニハ誰カガ天井裏ニ潜ンデイタと信じつづけていたという。

狎れ合う侵入者

ここでわたしが出会った老女Rのことを思い返してみたい。彼女もまたさまざまな被害を訴えたが、ただ厄難のみを語るだけではなく、侵入者が「罪滅ぼしのつもりなのか水槽に金魚を一匹増やしていったことがある」と奇妙なことを語っていたのであった。つまり天井裏からの侵入者（この場合にはアパートの二階に住む男）は、Rの金魚鉢へプレゼントを残していったわけなのである。彼女は、賊の贈り物である金魚を眺めながら毎日を過ごしていたということになる。

常識からすれば、そんな贈答は無気味と感じるに違いない。嫌悪感を覚えるほうが自然である。にもかかわらずRは、平気でその金魚へ餌など与えながら「天井裏から侵入されて困っている」とぼやいていたのである。

精神分裂病においても、何者かが家屋や室内へ侵入したり危害を及ぼしてくるといった妄想はしばしば見られる。ただし分裂病の場合には、患者にはまったく余裕が欠け、幻覚妄想に伴う無気味さや不安感、ただならぬ雰囲気といったものにすっかり呑み込まれ、ときには反撃に転じて不穏を呈することも珍しくない。不信感や猜疑心が高まり、他人を信用しようとしないのが普通である。警察を呼んで天井裏を調べてもらったり、大家に何とかしてくれと泣きついてくるよりは、むしろ誰もがグルになっているのではないかと怪しむ。世間そのものが奇怪な変容を遂げているのが分裂病者にとっての妄想世界なのであり、たとえ無関係な人物であろうと、もはやいかなる他者との交流も成立し難いのが分裂病性妄想の極期なのである。そうした点からすれば、ことに「文学的狂気」における幻の同居人妄想はどこか趣味的で、それどころか牧歌的なトーンすら感じられるといえる。

幻の同居人の存在を訴える老婦人たちは、なるほど天井に向かって「そこから出ていけ！」と怒鳴ることもあろう。自宅の窓に金網を張って天井裏へ誰も侵入出来ないようにすると言い張ることもあろう。天井裏から室内へ下りてこられないように、天井板が取り外せる箇所を厚紙とガムテープとで塞ぐこともあろう。だがそのいっぽう彼女たちには、過剰に侵入者個人を意識するといった点においても、あまりにも被害内容が生活に密着し具体的である点においても、またどこか危機感が希薄な点においても、さらには迷惑を訴えても恐ろしさや不安感を訴えぬ点においても、なにがしかの屈折した親近感を屋根裏の某へ抱いているような気配を指摘し得るのである。

前節で紹介した論文において永野は、「……長く心の中に埋められない孤独な空間を持つ老婦人が、住宅構造の天井という現実の空間に他者が入ってくると言い始める。この中には孤独から救われたいという患者の願望が投影的な心理機序で働いているのではないかと推測される。それが被害的な意味合いをもつのは逆説的であるが、一般的な妄想に特徴的なことといえよう」と述べており、天井裏の侵入者は、実は老婦人の孤独を癒すべく彼女と不思議な交流を実現していると考えることも出来るのである。

なるほど天井裏に何者かが潜んでいるという発想は、いかにもグロテスクなものと言えるだろう。けれどもわたしが子供の頃には、天井裏を鼠が走り回る足音が聞こえるといったことは日常茶飯事であった。そんなとき、天井に向かって猫の鳴き真似をしてみたり、ふざけ半分に箒の柄で天井板を突いて鼠を驚かせようと企むことは、当たり前の光景であったと記憶している。乱歩の「屋根裏の散歩者」からの連想でいけば、天井裏の暗い空間は猟奇の世界であろう。ただし天井裏は必ずしも無気味な空間として居住者の頭上へのしかかっているばかりではない。いたずらものの鼠が駆け回る、森や野原や洞窟に近い性質を帯びた空間として子供たちに認知されることもあったのである。となれば、必ずしも天井裏を無気味一色の場所と解釈する必要はないのかもしれない。

柏葉幸子が書き下ろした児童向けの長編に『天井うらのふしぎな友だち』という作品がある（講談社・講談社青い鳥文庫、一九九二）。ある古い農家へ引っ越してきた一家の天井裏に、ファンタジーの世界の住人である奇妙な四人組が棲みつくといった設定がなされ、子どもたちとその四人組との交流および冒険が綴られている。この作品で天井裏とは異界であり、しかも日常と隣接しているがゆえに親しみを備えた空間として位置づけられている。物語の最後で、四人組のうちの一人が座敷童子であったというオチがついているのも意味深長である。

北杜夫には「天井裏の子供たち」という短編があり（『天井裏の子供たち』所収／新潮文庫、一九七五年）、木造の老朽アパートの天井裏へ隠れ家を作った少年たちの顚末を、主人公のイニシエーションと絡めて描いた作品である。その物語で天井裏は「またと得がたい密室、他から隔絶された別天地、闇としめやかな黴の匂いのする巣窟」と表現され、また文庫の裏表紙の内容紹介には「重い現実と飛翔する夢のあわい」といった言葉が刷られており、まさに独特の空間の性格を的確に言い表している。

天井裏というものには、無気味さと近しさといった両義性が備わっているのではないのか。布団に横たわるとき、我々は天井板と向かい合う。人生の三分の一は、天井板を隔てて天井裏の闇と対峙して過ごしているのである。夜の闇はそのまま天井裏の闇と溶け合い、眠りに沈んでいる我々を包み込む。病気で熱を出して床に伏しているとき、朦朧とした意識は闇を支える天井板の木目にさまざまな幻想を託す。斉藤滴翠の俳句に、

天井の節穴風邪の神が覗く

という作品があって、これなど幼年時代の天井に対するイメージをなかなか上手く表現しているのではないか。

団欒のざわめきや料理の匂いはそっくり天井裏へと昇っていく筈だし、たとえ転居が繰り返されたとしても家にまつわる記憶はそのまま天井裏の闇に息づいているに違いない。天井裏は決して未知の空間ではなく、懐かしさもまた闇の中に潜んでいるのである。

となれば、あまりにも有名なフロイトの論文「無気味なもの」の一節、「したがって無気味なものとはこの場合においてもまた、かつて親しかったもの、昔なじみのものなのである」（『フロイト著作集・第三巻』所収／高橋義孝訳／人文書院、一九六九）が思い起こされても無理からぬことであろう。ひっそりと一人暮らしを営む老女たちにとって天井裏を這い回る幻の同居人は、文字通り昔なじみの世界に同化しているからこそ「無気味な」存在なのである。しかもそんな幻の同居人は、彼女たちの孤独救済願望の産物でもある。そのようなパラドクスゆえに胡散《うさん》臭げな侵入者は、どこか老女たちと狎れ合った奇妙なトーンを形作るのだろう。

ゴミ屋敷異聞

幻の同居人と一緒に暮らしている家があるいっぽう、世の中にはもっと別な形で奇怪な暮らしを営んでいる家もある。たとえば、通称「ゴミ屋敷」はどうだろうか。

ときおり、内部はおろか塀の外にまでゴミが溢れだし、近隣をも侵食しかねない異様なエネルギーを発散させている家が住宅街に建っている。かつてはそれなりの家であった筈なのに、今や家屋としての機能はほとんど果たさず、ガラクタや不用品、不潔なゴミや異臭で占拠され、ある種の化け物屋敷然としているのが「ゴミ屋敷」である。生活を送っていく過程で自然に生じてくるゴミを捨てないのみならず、ゴミ屋敷の住人はしばしば廃棄物を拾い集めてくる。そしてそうした行為には目的がない。家をゴミの海に沈没しかけている難破船状態へとするためだけに、廃棄物を溜め込んでいるとしか思えない。

あまりにも常識からかけ離れているゆえに、その家の住人は「頭がオカシイ」ということになる。実際、そんな家では客も招けないし、まともな社会生活の拠点とすることなど到底叶うものではない。つまりその家の住人はまっとうな社会人であることを放棄し、それどころか不潔さや悪臭の源として近所から後ろ指を差されたり顔を見合わせられたりしても平気な精神を持ち合わせているということになる。それは一種の狂気に相当するだろう。少なくとも、溢れかえったゴミの集積がもたらす毒々しさと、そんな状況を招来した理由や目的の欠落において、ゴミ屋敷は周囲に当惑と不安とを与える存在と化すだろう。

わたしは職業柄、ゴミ屋敷へ往診に赴いたことが何度もある。古新聞、古雑誌、汚れたり破れた衣類、変色したシーツ、壊れた家電製品、使い物にならなくなった家具、空き箱、色褪せたポスターやカレンダー、ガラスの割れた額に納められた名画の複製、ひしゃげた玩具、ぼろぼろのヌイグルミ、ポリ袋に包まれた得体の知れぬカタマリ、割れた寒暖計、ネックの折れたギター、メッキの剝げた優勝カップ、茶色いシミのついた布団、踵《かかと》の擦り減った革靴、くしゃくしゃになった菓子のパッケージ、動かなくなった置き時計――そんな、もうどうしようもないものばかりが家を埋め尽くし、ときには玄関からの出入りすら困難になっている。住んでいる人間の寝る場所すらろくに確保されていないことも珍しくない。もちろん大概の場合、浴室もゴミによって占領されている。トイレにもゴミが溢れ、本人は庭で用便を済ませるためにその悪臭によって、近隣から保健所へ苦情が寄せられたケースもある。

おおむねゴミ屋敷の住人は独り暮らしである。痴呆か精神分裂病がほとんどで、しかしなかには「文学的狂気」としか言いようのない人物もいる。どのような病名に相当しようと、多かれ少なかれ精神に変調をきたしてくると、どうやら何割かの人間は自動的に収集癖が発露されてくるように思われる。自分の周囲に馴染みのあるものを集めることで、気持ちの安定を図ろうとする心理が働くらしい（そういった意味では、家を圧倒するゴミの集積は、いかに無残な様子を呈していようとまさに見覚えのあるものばかりゆえに、他人にとっては「無気味なもの」と映る。しかもそんな無気味なものを心の拠り所にしている人物を、周囲の人々はまぎれもなくグロテスクと感じることになる）。ただしそういった心理機制はいつしか形骸化し、しかも歯止めを失ってしまう。理性のバランスがとれなくなっていく。狂気の特徴のひとつはある種の過剰さに求められるであろうが、そういった点でまさにゴミ屋敷は狂気の証となっていく。

一軒家の住人だけが「ゴミ屋敷」という症状を呈しているわけではない。木造で家賃が四万五〇〇〇円位、風呂なしトイレ共同の傾きかけたアパートに独り住まいをしている老人のところへ行ったら、中が完全にゴミ屋敷状態であったなどといったケースは珍しくない。その部屋を外から見たときには、すべての窓がカーテンではなく段ボールで塞がれているのが見えた。分裂病の患者は、「スパイの監視」や「電波」を防ぐために窓を塞いでいることがよくあるので、おそらく似たような工夫の跡なのだろうと予想していたら、たんに溜め込んだゴミや不用品が窓の前にもびっしりと積み上げられていただけであった。したがって、昼間でも電灯なしでは室内は闇に包まれる。そのときの住人は、十数年前に夫に先立たれた妻（今では老婆）で、夫が亡くなって以来ほぼ終日家に閉じこもり、夜中になるとコンビニへ行くついでにゴミを拾ってくる生活ぶりであったらしい。室内のゴミの山が崩れ、それを移動させようとして足を滑らせ骨折し、福祉に頼らざるを得なくなったことから、彼女の異様な密室が他人の目に触れることになったのであった。

彼女は風呂にも一〇年以上入っていなかった。ときおり身体をタオルで拭いているなどと本人は言うが、ことに足にこびりついた垢《あか》は爬虫類の皮膚のように厚い層を成している。顔については、なぜか頬のあたりだけに隈取りの一部みたいな形状で、やはり爬虫類の皮膚様の垢が張りついている。いや垢というよりも、未開人が顔に施した不思議な化粧だか入れ墨のように見えて、わたしは驚異の念に打たれずにはいられなかった。結局彼女には入院といった処遇はなされず、この垢については、熱心な保健婦が何度も足を運んで洗い落とさせたと聞いている。

なぜこれほどにゴミを溜め込んでいるのかと本人に尋ねても、ゴミ屋敷の主人たちには返答が出来ない。ときには「リサイクルをしようと思って」などと答える人もいるが、それは到底本心ではない。自分でも分からずに、ただ駆り立てられるようにゴミを集め、そしてそれをつづけることが強迫観念となっていく。行為自体が目的となり、もはや集めたものを整理したり分類するなどといったこともない。修理もしなければ再利用を図ることも決してない。

ゴミ屋敷の住人を見るにつけ、わたしは幻の同居人妄想のことを連想せずにはいられない。なるほど幻の同居人の存在を訴える人の家の中は、小綺麗に片づいている場合が大部分である。まさにゴミ屋敷とは対極をなす。だが共通点を見いだすこともまた容易である。二つばかり挙げてみよう。

●視覚化された狂気とでもいうべきものが、我々にインパクトを与えるということ。本邦の「幻の同居人」においては、たとえば押し入れの中に開いている天井裏への入り口、あるいは被害届けのあまりにも具体的で詳細なリスト、天井へ向かって怒鳴る姿といった視覚に訴えるイメージが、病んだ心をまざまざと実感させるのであった。他方、ゴミ屋敷はその圧倒するばかりの光景がダイレクトに精神の歪みを伝えてくる。
●天井裏に潜んだり、そこから侵入してくる「幻の同居人」に対して、住人は抗議と親しみといった奇妙なアンビバレントを示しているのであった。他方、ゴミ屋敷の住人は、やはりそのゴミに追い詰められつつも親しみや執着を隠さない。

おそらく、幻の同居人とゴミ屋敷とは、不可思議な狎れ合いといった点で同一のスペクトル上に位置していると考えることも可能なのではあるまいか。孤独でひっそりと孤立した生活に対する異様で現実離れした対抗策として、天井裏の侵入者も、天井裏にまで達するばかりのゴミの山も、ともに相似した役割を果しているのではないだろうか。孤独というキーワードを手掛かりに眺めるとき、わたしは外された天井板の向こうに広がる闇にも、廃棄物の堆積によって窓を塞がれ暗くなった室内にも、どこか似たものが感じられることに気が付くのである。

床下と天井裏

それにしてもわたしには、我が国における「幻の同居人」に関してひとつの疑点があった。床下ではなく、なぜ天井裏なのか？　と。

以前、静岡県F市の病院へ勤めていたことがあって、ちょっと散歩に出るとさびれた旧街道へ差しかかる。人影はまばらで、くすんで埃っぽい家並みがだらだらと続いている。これで商売が成り立つのかと訝りたくなるような薄暗く閑散とした店が、思い出したように看板を掲げている。そんな活気のない荒涼とした風景がなぜかわたしは気に入っていて、退屈しのぎにそのあたりをぶらつくのがささやかな楽しみであった。

旧街道を通る車はやたらとスピードを出していた。危ないのである。道幅は片側一車線ずつしかないのに、しばしば横断しようとした歩行者が撥ねられる事故が起きていたらしい。そのためだろう、いやに唐突な感じで、道の下をくぐって横断地下道（トンネル）が出来ていた。

このトンネルがひどく狭苦しく、天井も低く、人がすれ違うのがやっとといった具合なのである。いかにもぞんざいな作りで、おまけに妙に浅く掘られているのが気にかかる。ワット数の小さな電球がぼんやりと光を放っているのが、よけいにわびしい空気を醸しだす。おかしな言い回しだが、手作りの「町内会専用トンネル」といった印象なのであった。まさか近所の住民有志がスコップで掘った筈もあるまい。役所の予算で土建屋が作ったものだろうが、それにしては貧弱過ぎる。都会にある横断地下道を電車に例えるなら、こちらの地下道はトロッコといったところなのである。

内部で体感する手作りめいた雰囲気が面白かったので、わたしは用もないのにこのトンネルをくぐるのが習慣になっていた。薄いセメントをツルハシで割ってトンネルの側壁をちょっと上向きに掘り進めば、たちまち道路沿いの民家の床下へ顔を出すことになり、すると黴の匂いと漬物の匂いが鼻孔を刺激し、テレビの音や家族の会話が頭上からくぐもって聞こえてきそうな感じがある。地下道の中に立っているだけで近隣の家々での生活が手にとるように伝わってきそうな臨場感があって、何だかそれは屋根裏の散歩者である郷田三郎の味わう濃密な気分にどこか近いようなものがあったように思われるのであった。

そうした記憶も手伝ってなのか、どうもわたしにはトンネルとか床下、縁の下といったものが気にかかる。床下の空間は天井裏と同様に「侵入経路」となり得るものだと認識しているのである。少なくとも、相手の隙を突いて他人の家へ忍び込もうとすれば、床下からのルートのほうが実際的ではないだろうか。わざわざトンネルなど掘らなくとも、犬や猫のようにして縁の下へもぐり込めば良いのである。となると、天井裏に何者かが潜んでいると主張する妄想は少なくないのに、床下や縁の下に何者かが潜んでいると信ずる妄想にめぐり合わないのはなぜなのか、といった疑問が湧いてくる。

「文学的狂気」のみならず分裂病や痴呆をも含めて、幻の同居人が棲みついたり徘徊するのは押し入れの中や天井裏、屋根裏である。英米では地下室や納屋といったケースもあるようだが、通常の日本家屋には地下室はない。ただし縁の下という暗いスペースがある。にもかかわらず縁の下や床下にかかわる妄想は滅多に聞くことがない。私の知っている範囲では、分裂病の女性が「床下の地面に死体が埋められている。臭いがしてくるのでそれが分かる」と訴えていたのが唯一である。だが、始末に困った死体が床下へ埋められる話は、なるほど現実にときおり耳にするくらいなのだから、そうした点からしても、床下の空間が妄想に登場する頻度は高いほうが自然なのではあるまいか。

実は、幻の同居人妄想を語る患者へ向かって、率直に尋ねてみたことがあるのだ。床下「天井裏を伝ってくることは分かったんですけど、足元のほうはどうでしょう。床下から侵入してくるなんてことは、ないんですかねえ」

「だったら、泥とかが残ってるでしょうが。そんなものは見たことがないから、やっぱり天井からですよ。うんと素早く入ってくるんですよ」

質問をちょっとはぐらかされた気配があるが、縁の下経由だったら痕跡として泥が残されている筈といった理屈は、なるほどそれなりに説得力がある。だがこれでは、

「なぜ天井裏なのか?」の説明にはなっていない。

理由のひとつは、おそらく、「天井裏に潜んだ者には下の部屋を盗み見ることが可能になる」という暗黙の了解に求められることだろう。猟奇に取り憑かれた郷田三郎が当初は窃視者であったように、天井裏へ侵入したときその人物は、家人の行動を監視する能力を与えられる。しかも相手の頭上から眺め下ろす視角が、得意で不遜な気持ちを侵入者の心へ植え付ける。だからこそ、絶妙のタイミングでちょっとした品を室内からかすめ取ったり、意味のない悪戯を飽きもせず繰り返すことになる。天井裏という闇を孕《はら》んだ空間は一種の光学装置として機能するのであり、さながら写真機の暗箱のような仕掛けになっていると見なすことが出来るのである。

ところが床下は、盲目に類した状況を呈する空間である。いくら床板の隙間や節穴から見上げてみたとしても、視界に入るのは天井ばかりで、室内の様子などは窺えない。床下からは、住人の行動を窃視することなど叶わない。視覚を奪われてしまっては、侵入者はさして存在感を誇示し得なくなってしまう。床下の闇には、目が与えられていない——それがもっとも重要な点ではないだろうか。

しかも床板は、丈夫に作られている。ときには畳が敷かれたり、リノリウムが貼られたり、絨毯が広げられたりする。室内と床下とは、物理的にしっかりと隔絶されている。だが天井板は、薄っぺらく弱い。天井板は天井裏に闇を保つためだけに存在している。天井裏を歩くときには梁を伝わないと、たちまち天井板を踏み抜いてしまう。天井裏の空間は脆く危うい。身軽で闇を好む、どこか非現実的な者にしか忍び込むことが出来ない。

天井板の薄っぺらさは、芝居の書き割りにも似た贋ものめいた感覚につながっているだろう。天井裏は舞台装置の裏側のように計略に満ちた空間であり、そこへ潜む者は常に胸へ企みを抱いている。そして天井裏は、予想外に簡単に入り込むことが可能らしいという意外性を備えている。

やはり侵入者は天井裏に潜まなければならず、「床下の」散歩者ではグロテスクなだけでポエジーが伴ってこない。おぞましいばかりである。床下にもぐり込んだ者などとは、孤独な老女は狎れ合うわけにはいかないのである。

木刀とイルミネーション

天井裏妄想のケースは枚挙に暇がないが、本章の最後にもうひとつだけ紹介しておこう。七八歳。二階建ての朽ちかけたような一軒家に独りで住んでいた老人で、男性である。幻の同居人の存在を語る患者に男性は珍しいとされている。

この老人（S氏としておこう）は、およそ一年前に妻と死別していた。子供たちとは、込み入った事情があって連絡の取れない状態にあるという。親戚付き合いはない。

金銭については、折り畳み傘の製造工程に関連する新案特許を持っているそうで、そのため小額ながら定期的な収入がある。金持ちとは程遠いが、年金と併せれば十分な生活資金に恵まれている。

S氏の異変については、地区の民生委員が最初に気付いた。妻が亡くなってからは昼間から酒を呑んだりして、これじゃあアル中になってしまうのではないかと民生委員は気にしていたらしい。夜中に大声をあげたり、ある日急に理髪店へ行って坊主頭にしてもらったり（理由を尋ねた床屋の主人へ、本人は『頭をまるめて出直しだ！』と機械的に繰り返すばかりだったという）、新聞を三紙もいっぺんに購読するようになったり（本人が在宅していても、新聞受けから新聞を取らずに放置しておくことが度々あり、たちまち玄関には新聞が溢れかえってしまうのであった）、粗大ゴミの日に仏壇を出してみたり、どうも心の箍《たが》の外れかけたような印象がある。

そうこうしているうち、交番を訪れては「自転車を盗まれた」と何度も訴えるようになった。「ほら、あれが私の自転車です。あれが盗まれたブツですから、見張っていて犯人を逮捕してください」などと言う。何だか様子がおかしい。生活援助にボランティアが訪れたところ、理由もなくいきなり興奮して木刀を持ち出し、ボランティアに向かって「良く見ておれ！」と叫んで大きな花瓶を叩き割った。破片が散らばり、床がびしょ濡れになった。正気の沙汰とは思えない。普段はおおむねひっそり暮らしているようだが、近隣は次第に心配を募らせていった。

そういった経緯があって、とりあえずわたしが本人の様子を見ることになったのであった。痴呆かアル中かそれとももっと別の精神病か、相応の見立てをすることで、周囲も関わり方を変えたり、場合によっては親族へ連絡を取る必要が出てくる。

巡回のお年寄り健康診断実施中、という触れ込みで本人を訪ねた。血圧を計ったり、胸に聴診器を当てたりしながら、さりげなく話を聞き出していく。アルコールについては、それほどたくさん呑んでいるわけではないらしい。少なくともまだ依存症の段階ではないらしい。奇異な言動は酩酊ないしフラッシュバックによるものではないようである。

酒の入っていない状態のS氏はいやに機嫌が良く、ちょっとハイな印象があった。話にはややまとまりがなく、底が浅い。作り話と思われる内容が織りまぜられ、また亡き妻の病気に関連して「乾燥血液」だとか「赤の免疫、青の免疫」などと造語らしきものを口にする。

造語が混ざり、おまけに内容に飛躍があったりするせいで、S氏の話はいまひとつ分かりにくい。かなり妻に執着している様子があるが、聞いているうちにまるで妻が生きているような口ぶりなのに気が付いた。寝室で、今も妻と一緒に寝ているというのである。驚いて聞きただすと、①妻には瓜ふたつの妹がいる。②名前は中国人のような名前である（それ以上は、いくら聞き返してもはっきりしない）。③妻が生きていた頃からこの妹は同居していたが、今でも寝室で自分の横に寝ている。④昼間は勝手に働きに行き、夜遅く帰ってくる生活を彼女はしている。どうせなら結婚したいと思っているが、彼女のほうは「すねて」いる。以上のようなことを平然と語るのであった。

せっかくだから、その妹さんが一緒にお休みになる寝室を見せてくださいと頼んでみると、快諾して二階へ連れていってくれた。掃除もされておらず、家具や調度は捨ててしまったのかいやに少ない。荒れ果てた、寒々とした光景である。寝室の六畳間には布団がくしゃくしゃのまま敷いてある。ここの壁際にあいつは寝るんだよ、とS氏は教えてくれるが、実際に誰かが寝ていた気配はない。そして枕元には木刀が置いてある。

「この木刀、泥棒でも入ってきたときの用心ですか？」

「そう、図々しい奴らを撃退するためだな。天井裏の連中も、追っ払うのが大変だったな。木刀で突き上げてやったもんだ」

「天井裏？」

またしても天井裏、そして押し入れであった。寝室の隣の、床の間に掛け軸が「よじれて」掛かっているのだけが唯一の装飾となっている薄暗い四畳半、そこの押し入れが開けっ放しになっていた。ぼろぼろの襖の一枚は、外されている。臙脂《えんじ》色の布団袋がひとつだけ、下の段に置いてあるのが無気味に映った。上の段に目を転ずると、案の定、押し入れの中の天井板が取り除かれている。老女Rのときと同じように、矩形の穴の向こうに闇が広がっている。何度出会っても、その闇には心を鷲掴みにしてくるような異様な迫力を感じずにはいられない。アパートの一階とは違ってこちらは二階、切妻屋根の真下だから、屋根裏はかなりの広さとなる筈である。その空間に妄想が働いているらしい。「やっぱり天井裏がモチーフになるんだなあ」と、わたしは病んだ心における普遍的な指向について思いを馳せずにはいられなかった。

S氏の話はぐんぐんと荒唐無稽の度合いを増していった。妻の死後、狐を飼っているペット屋一家が押し入れから潜り込んで天井裏に棲みつき、暗い内部にはクリスマスツリーに飾りつけるようなイルミネーションを引き込み、おまけに狐を放しては嫌がらせをする。天井裏の連中は次第に人数が増え、一時はまことに閉口させられたが、今ではもう連中は逃げ出したので安心である、と。彼は得意気に頭上を指差し、すると天井板にはささくれ立った穴が点々と開いている。木刀で突き上げたもので（この穴は、二階の部屋すべてに及んでいた）、そのせいでペット屋の一家を追い出すことに成功したという。

どうも口からでまかせで喋《しゃべ》っているトーンであるけれど、天井裏へ入るための穴は確かに開いているし、実際に木刀で天井を突き上げた跡もある。おそらく大声をあげながら、孤独なS氏は恐ろしげな形相で激しくあちこちの部屋の天井を突き回ったのであろう。天井裏の空間にチカチカと色とりどりに光るイルミネーションを引き込んで云々というのも、イメージとしてはいやに鮮明である。S氏の頭の中には、まぎれもなく天井裏の空間についてひとつの物語が成立していたらしい。

奇行の数々に加え、亡き妻と瓜ふたつの人物が実在すると主張し、また天井裏に対しても「幻の同居人」妄想を訴える。いったいS氏は発狂しているのか、それとも痴呆なのか？　落ちついているときには、記憶力も見当識もさして低下してはいない。ときおり感情の抑制が失われたり常識から脱線するが、生活は何とか一人で維持している。火の始末もきちんと出来る。頭部のCTを撮れば、脳の萎縮が確認されるかもしれない（本人は、病院へ行くことは拒否したが）。痴呆の前駆症状として、一連の言動は総括し得るものなのかもしれない。加齢やアルコールによる影響、妻の喪失による心理的なダメージ、躁的防衛などと様々な要因が思い浮かぶが、決定的なところは分からない。S氏の場合も、差し当たっては「文学的狂気」の範疇と考えるしかなさそうで、しばらく様子を見守るより他に方針は立たなかった。

かつては天井裏の侵入者がS氏にとって関心の対象であり、彼らを追い出したとき今度は妻と瓜ふたつの妹という妄想によって、自分の生活を支えるように工夫をしたということなのだろうか。それこそ究極の絵空事といったことになってしまうけれど、脳機能の脆弱化したS氏にとっては切実かつ大真面目な「生きるための知恵」であったのかもしれない。生活すべての面で支離滅裂となってしまうのならともかく、低空飛行なりに生活を存続させつつ、奇天烈な妄想を実生活に取り込んで充実した生活を送ろうとするその精神の働きに、わたしは異常とか逸脱といった価値判断を越えた人間の「したたかさ」を感じて驚嘆せずにはいられなかったのであった。

◆　　◆

老女RやS氏、その他多くの寂しい老人たち。天井裏へ這い込んだ「幻の同居人」は、そんな老人たちを困らせたり、ひどく幼稚な悪戯を重ねる。

老人たちの頭上に潜む侵入者の振る舞いは、屋根裏の散歩者兼殺人者である郷田三郎とはかなり趣を異にする。妄想と猟奇とではまったく次元が違うのだから、それは当然至極であろう。だが幻の同居人も郷田も、その存在は、いずれもが天井裏という空間をめぐる想像力に立脚しているのであった。天井裏は身近にありながら非日常的、そして窃視の欲望を孕んだ闇に支配された「小世界」である。歪んだ好奇心、屈折した全能感、懐かしさ、無気味さ、不健全さ。あるいは生理的不快感、閉塞感、孤立感、意外性、スリル——そのような感情を励起する場所が天井裏であり、しかもそこに孤独および狂気という触媒が作用すれば、たちまちのうちに幻の同居人がたちあらわれてくる。

興味深いことは、幻の同居人という題材にはどこか記憶の扉を叩く要素が感じられることであろう。我々は、天井裏や屋根裏、あるいは建物の一部にエアポケットのように生じている空間について、かつて似たような話を聞いたり空想したことがあったのではないか？　そのようなモチーフは、決して前代未聞のものではあるまい。小説や漫画や映画においても、同様のモチーフは飽きることなく描かれつづけている。

おそらく我々の想像力には、秘密めいた空間と出会うことによって容易に活性化されるような「物語の胚珠」が、予《あらかじ》め埋め込まれているのである。そんな胚珠のひとつが日常生活における錯覚や思い違いを養分として発芽し、しかも孤独救済願望によって色づけされたとき、物語はひどくシュールなものとなるだろう。老年期の妄想内容の一類型として幻の同居人といったものが抽出されるのには、そうした一部始終が伏在しているからではないのだろうか。

ユングが言う「元型」のごとき大げさなものではなく、もっとちっぽけで卑俗なレベルにおいて我々の内面には「誰の心にも埋め込まれている『物語の胚珠』」が幾種類もあり、そのひとつが奇形めいた発芽をしたものが、すなわち天井裏の侵入者や屋根裏の散歩者といったものではないのか。それを敷衍すれば妄想とは、「誰の心にも埋め込まれている『物語の胚珠』」を発芽させることで狂気が形を整えた姿のことなのではないのか。ならば世間話や噂、都市伝説といったものにおいてもまた、妄想と基本形を同じくした物語が頻出するのではないのか。

そのような推測を念頭に置きつつ、話を次章へとつなげていきたい。

II たちあらわれる非日常

澱んだ時間

　精神科医としていろいろなケースを見聞きしていると、自分が体験している時間の流れとはまったく異なった時間の推移というものがあることに気付いて、眩暈《めまい》にも似た感覚を覚えることがある。

　たとえば自宅の玄関に布団を敷いたまま（なぜ玄関でなければならなかったのかは分からない）、一〇年に亘って横になりつづけていた女性。精神分裂病であった彼女は、ちょうど二〇歳から三〇歳までをただひたすら玄関で寝て過ごしたのである。無為で不毛の一〇年間。外からはごく普通にしか見えない家の中で、常識では信じ難いことが営まれていることは稀ではない。家族以外とは誰とも接触しようとせず、ほとんど口を利くこともなく、書物にも音楽にもテレビにも関心を示さず、また家族もそんな彼女を他人の目に触れさせまいと小細工を重ねてきたのである。

自室に引きこもったまま、八年に及ぶ隠遁生活を送っている青年もいた。母親が差し入れる煙草を毎日二箱ずつ吸い、それ以外のことは食事と排泄だけ。まさに煙のような人生である。室内を黒いカーテンで真っ暗にし、その中でごそごそと懐中電灯を使って暮らしている女性も、経過は六年以上に及んでいた。被害妄想と電波体験とによって、十数年間家に「立てこもって」いる老姉妹もいたし、どうやら心を病んだ人々にとって一〇年という区切りはほとんど経過していないに等しい時間であることが少なくない。精神病院には三〇年とか四〇年ものあいだ外出すらしたことのない患者が入院していたりすることもあるし、自分の生活と引き比べてみた場合、時間の流れ方の著しい落差にわたしは困惑せずにはいられなくなる。

狂気に対する世間の関心や好奇心には、病者たちの棲む「澱んだ時間」への興味がひとつの要因となっているような気がする。それは既成の価値観や日常感覚からまったく超出した不可思議な時空であり、そういったものが自分たちの生活と隣接していることへの素朴な驚きこそが、尽きせぬ好奇の源泉となるのであろう。

『読売新聞』の平成二年三月二九日付朝刊に、「太陽見られない生活四五年間送った四姉妹／シベリアの地下室で救出」という見出しの記事が掲載された。前日のモスクワ放送の発表に基づいて書かれたものである。

ジナイダ、リジヤ、アナスターシャ、ニーナの四人姉妹は、第二次世界大戦中にシベリア地方チュメニの軍用地下倉庫で生まれたという。彼女たちの両親であるペレパロフ夫妻は軍隊の食料品を貯蔵する倉庫の管理人をしていたが、原因不明の爆発が起こって倉庫へ閉じ込められてしまった。外へは出られなくとも食料品は揃っている。彼らは地下倉庫で生きつづけ、しかも前述の四人を地面の下で産み育て、結局一九六〇年頃に夫妻は死去した。残された姉妹たちは倉庫の貯蔵物を食べ、また灯油もあったため照明や暖房にも不自由しなかった。ただし幽閉状態だったゆえに、生まれて以来太陽を見たことは一度もなかった。が、「最近になって倉庫の地上部分が崩れたため建物を解体しようと調べたところ、地下室があることが判明。四人が中から姿を現し周囲の人々を驚かせた。四人は直ちにモスクワの病院に運ばれ、現在、精密検査を受けているという」。

このような記事なのである。完全な閉塞状況で四五年も暮らしつづけてきた人間というのは、果してどれほどバランスのとれた精神状態を保っていられるのだろうか。言葉の能力はどれだけ発達しているのか。文明に対していかに歪んだイメージを抱いているものなのか。生まれて初めて見た地上の風景や太陽、青空はどんな衝撃を彼女たちへ与えたのか。そういった興味が次々と湧いてくると同時に、わたし自身がこの世に生まれるよりも前から地下室を世界のすべてとして暮らしてきた彼女たち（それゆえに家族以外の人間はおろか犬や猫とすら、一度も遭遇したことがないのである）の存在が、ひどく奇怪なものとして迫ってきた。

崩れた地下倉庫の内部とわたしの生活している世界とはまったく隔絶している。彼女たちの世界は、自己完結して地中に埋め込まれたままの筈であった。それは頭蓋骨の中へ閉じ込められた妄想に近い存在ともいえるだろう。にもかかわらず偶然の悪戯《いたずら》によって、双方の世界で流れていた時間は絡まり合い、だからこうしたニュースが流されるに至ったのである。その事実には、たんに朝刊で目にした「珍しい」事象であることを越え、どこか不穏で無気味なものが感じられた。

小森良子の書いた児童文学で『ゆか下のひみつ』という小学生向きの作品があり（新日本出版社、一九八四）、二年二組の教室の床下にある「こびとの国」と子供たちとの交流が綴られているのだが、小学校教諭である小森は後書きでこんなことを書いている。

わたしが、前にいた学校でのことです。古くて、きたなくなったプレハブ教室を、とりこわすことになりました。ところがです。ゆか板をめくってみて、びっくり。ゆか下には、大きなあなが、あいていたのです。

それは、前にあった小さなプールのあとだということがわかりましたが、そのときのおどろきは、わすれられません。その大きな〝あな〟にめぐりあったときに、このお話ができたのです。

床板をめくったとき、かつてはプールであった穴の上に自分がいたことに気付いたというその驚異には、みずみずしい感覚と共に、おそらくグロテスクな印象が多少なりとも伴っていたに違いない。その穴は、いわば放置されたまま誰にも気付かれることなく朽ち果てた死体のようなものである。本来の役割を失い、穴は埋め戻されることもなく床下の闇でじっと待ちつづけていた。床下には、今までの自分たちとはまるで結びつきようのない異形な世界が広がっていたのであり、それがいきなり白日の下で自己主張をはじめたということになる。平穏で安寧な日常に影を射すような際どい要素が、どことなく感じ取れる。床下の穴のような意外な存在が、普段の生活のあちこちに隠蔽されているのではないかといった疑惑が、一瞬喚起される。

当たり前の感覚を持ち合わせているなら、床下にぽっかり口を開けていた古く大きな穴を前にすればそれに息を呑み、日常というものの脆弱さに漠とした不安を覚えることだろう。そのような感性の延長に、シベリアの地下室で半世紀近くを送った四姉妹の記事に身を乗り出さずにはいられない心情が位置する。彼女たちは狂人と同じように、世間とはまったく別の時間に棲んでいた。後日、あのモスクワ放送による記事がデマだったことが判明したのであるが、それを知ったときの気分は落胆や腹立ちよりもむしろ納得半分・安堵半分であったことをわたしは鮮明に覚えている。やれやれ地下室に澱んでいた半世紀近くの時間は、案の定、誰かが捻り出したフィクションであったのか、と。

あの記事にせよ、床下の穴にせよ、それはどうやら我々のイマジネーションのツボを（そして不安感のツボを）巧みに刺激してくるように思われる。そしてそのような作用は、天井裏や屋根裏といった空間にも秘められているに違いない。なぜならそこもまた、「澱んだ時間」が闇とともに充満しているからである。

屋根裏の間男（1）

ゴシップ満載の女性週刊誌『ヤングレディ』の昭和五〇年九月一五日号に、「ビックリ・びっくり・ビックリニュース」と銘打たれた図解入りの記事が、五頁にわたって掲載されている。タイトルは「屋根裏に〝もう一人の夫〟を27年間住まわせていた女！」という長ったらしいもので、セレサ・ティレルという女性の口から語られた物語として記事は構成されている。彼女は予《あらかじ》め断言する、「この、世にも不思議な夫婦の話は、事実は小説よりも奇なりというように、一から十まですべて実話なのです」と。

物語の主役はワルバーガーという主婦であり、彼女の夫であるオストリッチは米国ミルウォーキーの工場経営者で、大変に裕福な肥満男であった。二人の年齢差は大きく、ワルバーガーが一七歳、オストリッチが三四歳のときに結婚式を挙げたという。一九〇四年（明治三七年）、ライト兄弟が初飛行に成功した翌年であり、また我が国では漱石が『吾輩は猫である』を発表する前年のことであった。

結婚して五年が経ったとき、夫は性的不能に陥った。尊大で誇り高いオストリッチは、必死で妻とのセックスを試みつづけるが、これればかりは意思に反して失敗の連続でしかなかった。若い妻が密かに欲求不満を募らせていったのは無理からぬことであった。

夫が不能となってから四年後、妻に運命的な出会いが訪れた。「ワルバーガーは、ある日、ミシンの修繕に自宅にきた一六歳の少年を見て、不意に体がおののき、誘惑したい衝動にかられた。彼女が二六歳のときである」。まだ童貞であった彼を、ワルバーガーはミシンの置いてある部屋ではなく寝室へと案内した。ベッドへと誘い、驚く少年を抱き寄せ、彼女はセックスの手ほどきをした。たちまち、少年は人妻と演ずる性の快楽に溺れた。夫の不能がもたらすもどかしさに身悶えするばかりであった彼女も、若い肉体との愛欲に我を忘れた。

二人は互いに夢中になった。欲望を満たすためとはいえ、人妻と少年とは強い絆で結ばれることとなった。夫の目を盗んでは、オストリッチ邸で二人の密通は重ねられた。ミシンの修理工であった少年サンフーバーは、性に餓えた人妻ワルバーガーの「通い夫」となったのである。

……そのうち、彼女は〝通い夫〟では満足できなくなり、神をも怖れぬ大胆な提案をしたのである。

「あなたに、同じ家に住んでほしいの。寝室の真上に大きな屋根裏部屋があるわ。そこにこっそり住んでよ」

普通の男なら、尻込みをしただろう。しかし、彼は違っていた。一人の親類縁者もいない天涯孤独の彼にとって、セックスに飢えたワルバーガーの恋の奴隷になるのは幸福すぎるくらいだったのである。

かくしてサンフーバーは、よりにもよってオストリッチ夫妻の寝室の真上に、妻の愛人としてひっそりと隠れ住むことになったのであった。まさに盲点を突いた作戦といえよう。夜は「本当の」夫と過ごし、その夫が勤めに出掛けると彼女は、息を殺して屋根裏に潜んでいた若い愛人をベッドへ招き入れるという寸法なのであった。

読者として面食らうのは、そんな奇妙な二重生活が二七年にも及んだという件《くだり》である。いくら何でも長すぎるのではないか。頭上の秘密は露顕せず、またサンフーバーが窮屈な屋根裏生活に不満を訴えることもなく、「二人の夫を持つ妻」の暮らしは延々とほとんど変わることなく持続していたというのである。おまけに二七年のあいだには、こんなエピソードもあったという。

●四半世紀を越えたこの期間に、三度の引っ越しがなされた。夫の事業の浮き沈みに対応して、転居を余儀なくされたらしい。そんなときワルバーガーは自分で家を見つけると言い張って必死に屋根裏部屋のある家を探し、引っ越しに先立って予めサンフーバーを潜ませるようにしていた。それがために、三回の引っ越しにもかかわらず、彼女の愛欲生活は基本的に変わらぬペースを保っていられた。

●屋根裏部屋での生活の無聊《ぶりよう》を慰めるために、サンフーバーは探偵小説や雑誌を好んだらしい。やがて彼は、読むだけでは飽き足らなくなってきた。暇はあり余っている。そこで自ら小説を書きはじめた。原稿はそのまま出版され、しかもベストセラーとなった。ワルバーガーがエージェントとして骨を折り、サンフーバーのために偽名の口座を開いてやったところ、小説の印税は六〇〇〇ドル（今世紀の始め頃のことだから、現在に換算すればかなりの額に相当するだろう）にも達した。

いったい、屋根裏に人が隠れ住んでいるといった状況が二七年もずっと発覚しないなどといったことがあるのだろうか。また、潜みつづけていたサンフーバーは、セックスという餌があったにせよ、思春期から中年に至るまでの歳月を屋根裏部屋でじっと音も立てずに過ごしたことになる。ワルバーガーとの密会以外、彼はほとんど世間と接することもなかった。果してそんな生活に、成長途上にあった彼は我慢が出来たのだろうか。文字通り「引きこもり」の生活であり、また屋根裏とはまったく時間の澱んだ世界である。そんなところに逼塞していることなど、アンネ・フランクでもあ

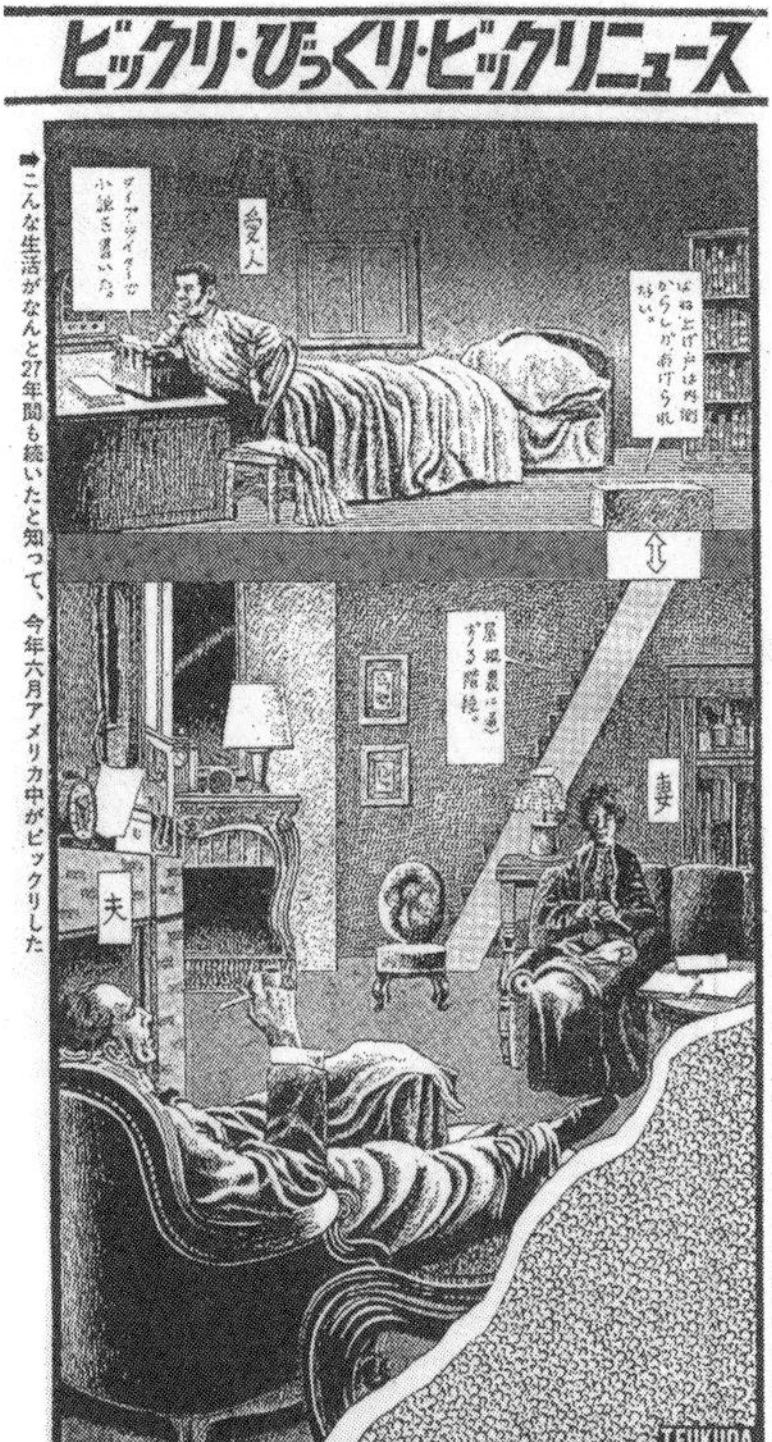

図1「屋根裏に27年間もう一人の夫を住まわせていた女」の家屋の図解（イラスト・福田隆義、『ヤングレディ』1975年9月15日号）

るまいし精神的に可能だったのだろうか。

それに、教育も人生経験も乏しいサンフーバーが、暇つぶしに小説を書いて、しかもそれがベストセラーになるなどといったことが本当にあったのだろうか。発表された小説のタイトルが記されておらず、内容にもまったく言及されていないのは気にかかる。どんな作品であったのか、探偵小説であったのかそれとも綺譚の体裁をとったポルノ風私小説だったのか、あるいはファンタジーであったのか、などと関心は募るばかりである。ぜひとも読んでみたい誘惑に駆られるのはわたしだけではあるまい。

記事には家屋の図解がなされ（図1。イラストを描いている福田隆義は、昭和四五年頃にピークを迎えた『少年マガジン』での図解特集頁で活躍していたという実績がある）、またオストリッチ夫妻およびサンフーバーの写真も添えられていた。しかしサンフーバーの写真（図2）は彼が二三歳のとき、すなわち屋根裏部屋に匿われていた時期のものであり、非現実的な生活を送っていた彼のポートレートがきちんと残っていたこと自体に、何か不自然なものが感じられてしまう。

異様な二重生活に終わりが告げられたのは、殺人によってであった。詳細は触れられていないが、さすがに忍耐力にも限度があったのだろう。ワルバーガーとその愛人サンフーバーは、一九三二年（昭和七年）の春にオストリッチをピストルで射殺した。心臓に一発、頭に二発の弾丸を打ち込んだのである。が、事件の矢面に立ったのは妻のほうで、この時点においても屋根裏の愛人の存在は秘密にされていた。そして彼女は幸運にも証拠不十分で釈放され、この瞬間、遂にワルバーガーとサンフーバーとはおおっぴらに生活を共にすることが可能となったのであった。

ところが、皮肉なことに屋根裏部屋の生活ではなくなったとき、二人の関係はうまくいかなくなり、別れてしまう羽目になったのだった。

家の中に隠れ住む愛人という猟奇とスリルに満ちた図式が消え失せたとたんに、愛欲生活が破綻してしまったのは何となく分かる気がする。刺激的な状況設定こそが、欲望を高まらせる。だが二人はただセックスだけが接点ではなかったのである。

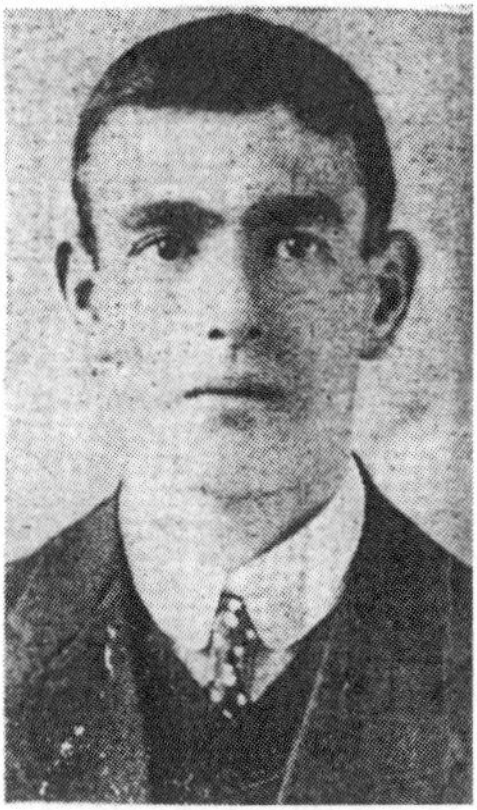
図2 “二人めの夫” サンフーバー（23歳）

彼らのあいだには不義の子供がいた。屋根裏部屋の男によって、ワルバーガーは妊娠したことがあるのだ。オストリッチのほうは性的不能なのだから、妊娠を知られては一大事である。実家の母親が病気なのでしばらく面倒を見るという名目で彼女は妹の家に身を寄せ、そこで娘を出産した。その娘こそが、物語の語り手であり今や初老期に達したセレサ・ティレルであった。セレサは晩年のワルバーガーから屋根裏部屋の秘密を打ち明けられ、母の死後もそれを胸に仕舞ってきたが、あまりにも数奇なその物語を他人にも告げたいという誘惑に抗しきれず、このような記事となったという次第なのであった。

セレサの実の父であるサンフーバーの消息については何も書かれていない。ワルバーガーと別れて自活するとなれば、当然文才を生かすことを考えるだろうから、彼が何冊もの小説を発表していたとしてもおかしくはないし、名を知られた作家が実は若い頃に屋根裏で二七年を過ごしていたといった逸話があってもよさそうな気がするが、そんなエピソードなど聞いたこともない。

屋根裏の間男（2）

あの『ヤングレディ』に掲載されていた記事は、十中八九は虚構であろう。細部において不明瞭な点が多過ぎるし、もっと突っ込んで聞き出されるべき箇所があまりにもなおざりにされている。もしわたしが記者だったら、少なくとも愛人サンフーバーの書いた小説の写真を添えなければ信憑性を疑われても仕方がないと考えるだろう。

だがそれにしても、愛人（というよりも間男）が屋根裏に潜んでいるといった構図にはあまりにも分かりやすく図解された関係性といった趣があり、それはそれで興味は尽きない。

弁護士出身の推理作家・和久峻三の中編に「屋根裏の闖入者」という作品があって（『屋根裏の闖入者』所収／青樹社文庫、一九九八）、乱歩の「屋根裏の散歩者」の本歌取りかと予想して読んだところ、むしろ今述べた「屋根裏の愛人」パターンの物語なのであった。

人里離れた一軒家に、三八歳になる「やり手」の女性重役である加蓉子と、その夫である翻訳家が二人で住んでいた。ある晩、夫妻の住む家の屋根裏から怪しい物音が聞こえる。調べてみると、放浪の身にある若者が、泊まるところに困って屋根裏（家の外側に作られた階段からも入ることが可能）へ忍び込んだのであった。

その若者には、どことなしに世間から疎外された野性の雰囲気があった。およそ社会生活に馴染めないというか、みずから進んで馴染もうとしないのか、とにかく、人間との接触を頑なに拒否しているような頑固さが、その固く強張った表情からも窺われる。

生まれてこのかた、ただの一度も理髪店などへ出かけたことがないかのように、伸び放題に伸びきったバサバサの髪を後ろのほうでヒモでくくっている。獣じみた眼の輝きが異様であった。

彼女は、ふと、〝オオカミ少年〟を連想した。

一八歳になるこの若者を不憫に思った加蓉子は、屋根裏での宿泊を許可し、のみならず温かい食事や衣服をも提供する。そのときすでに彼女の心は、屋根裏への闖入者である若者に魅了されていたのだった。

いったんは別れを告げるものの、紆余曲折を経て、この若者・昌夫は家に再び姿をあらわし、そのまま居候することになる。屋根を修理するなどの肉体労働を提供しつつ、彼は因縁の屋根裏部屋に居ついてしまったのである。加蓉子はそんな昌夫に性的魅力を感じるようになっていく。彼の発散する野性の雰囲気に魅かれていったのである。

着替えの下着やジーパンを抱えて、浴室のドアを開けた。（中略）

向こうの擦りガラスに、若者がシャワーを浴びる黒ずんだ影が映っていた。逞《たくま》しい裸身に、水飛沫が鮮烈に撥ね上がる官能的な情景が、ふと思い浮かび、心なしか、胸のときめきをおぼえながら、彼女は浴室を出ると、急いで夕食の支度に取りかかった。

屋根裏という暗く澱んだ時間に支配された場所から日常へと出現した人物は、欲望や狂気の体現者という役割を担わされている。なぜなら天井裏や屋根裏とは、無意識や深層心理の宿る場所とのアナロジーで理解されるからである。たとえそんな前提が明記されていなくとも、暗黙の了解として物語は組み立てられ、通俗心理学のレベルでの絵解きとして自ずから説得力が生じてくる。そして天井裏や屋根裏といった閉塞した空間に潜んでいるのは、『ヤングレディ』の記事や「屋根裏の闖入者」（和久峻三）ならば抑圧された性欲であり、「屋根裏の散歩者」（江戸川乱歩）ならば殺人への渇望であり、「幻の同居人」（妄想）ならば孤独感や被害者意識ということになるだろう。あらゆる物語は、屋根裏部屋を発端として語り始めることが可能なのである。

グロリア・マーフィーのB級サスペンス長編『仮面の天使』（石川順子訳／扶桑社海外文庫、一九九四年）では、出産を控えたペイジが郊外の古いセカンドハウスへ越してくるところからストーリーが始まる。転居してしばらくすると、屋根裏部屋から物音が聞こえてくる。最初は、妊娠中ゆえの神経過敏がもたらした空耳《そらみみ》かと思われたが、やがて、ペイジが引っ越してくる前からリリーという美少女が屋根裏に隠れ潜んでいたことが判明する（少女の姿は、昌夫と同じく野性児を彷彿とさせるように描写されているのが興味深い）。リリーもまた、昌夫のようにペイジの日常生活へ巧みに入り込んでしまう。すっかり信頼され、良き家族の一員となる。

しかしリリーは深く精神を病んでいた。異様で残虐で陰湿な振舞いが、次第に顕在化してくる。美しく無邪気そうな顔の奥に隠された狂気が正体を現してくる。そのプロセスがまさにサスペンスとして全編を支えているのであった。小説はほぼ予想通りに展開し、またエピローグとして添えられた「駄目押しのショック」もまた、予想通りのものである。そういった意味では独創性に乏しい小説でしかないのだけれど、B級の良さとは、程よい月並みさにある。既視感すら覚えさせる展開がかえって物語を堅牢なものとするし、我々の感覚にフィットするものだけで組み立てられているという安定感が小説には充満している。屋根裏に潜んでいた狂気という構図は、この『仮面の天使』を通じて、ある種の普遍性としてわたしには感知されたのであった。

さて中編の「屋根裏の闖入者」のほうであるが、加蓉子と昌夫は性的に結ばれる。つまり、昌夫はついに愛人となったわけである。彼女は夫に離婚を申し出る。家と土地とを夫に無償譲渡して息子のような若者と新たな生活を開始しようと考える。その時点において、おそらく昌夫は性格異常者としての姿を剝き出しにしてくるのではないかとわたしは予想していた。

だが、ストーリーはいきなり屈曲してしまう。民事法における盲点に話の焦点が移ってしまい、あたかも木に竹を継いだかのような具合に話は進行し、しかも加蓉子と昌夫との新生活が暗示されて物語は終わるのである。わたしは鼻白んでしまった。おそらく作者は後段の法律にまつわるやりとりを中心に話を考え、そこへ至るまでの状況設定が勝手に肥大してついにはそれが題名にまで及び、結果として「屋根裏の闖入者」といったタイトルに落ちついたのではないだろうか。

ストーリーの不整合性よりもむしろ、「屋根裏の間男」パターンが物語としていかに強い力を備えているかをほのめかされたように思えて、わたしは作者の狙いとは別の部分にこの作品の面白さを感じてしまったのであった。

血と隠蔽

天井裏や屋根裏を心の闇に見立てるならば、そこにおぞましい秘密を発見することもあり得るだろう。たとえば血にまつわる秘密を。

吉行淳之介の長編小説『暗室』は昭和四五年に発表されている。文庫本の内容紹介の一部を引用すれば、「脈絡なく繋げられた不気味な挿話から、作家中田と女たちとの危うい日常生活が鮮明に浮かび上がる」となっており、実際、この作品から一貫した筋を取り出すことは難しい。しかも性や風俗にかかわる部分は案外と風化してしまっていて、読み返す前には、こういった類の小説は時代を超越しているだろうと予測していたのが簡単に覆されてしまって驚かされた。もっとも、あと半世紀も経てば、時代遅れに見えた部分がむしろレトロゆえの長所に変貌する可能性はあるが。

この小説の中には、回想の形を借りていきなり天井裏の秘密部屋にまつわる話が出てくる。主人公が大学生のときに、神経衰弱を治すべく短期間の転地療法をしたときのエピソードである。

縁故をたよって主人公の中田は、ある旧家へと静養に赴く。土俗的な風景の中に建つその家のたたずまいを見て、彼はどことなく不調和なものを感じる。漆喰の壁はまさに塗り立てのように真っ白であり、庭には農村地帯らしからぬ立派な石や灯籠や松が配置されているのに、いかにも緋鯉が泳いでいそうな池の水は暗く濁っているばかりで、まったく生き物が棲んでいない。そういった何かバランスの悪い奇形な雰囲気を中田は直観していた。しかも食事のときに、彼はふと、頭上に何かが動いているような気配を感じる——平屋であるにもかかわらず。そして主人には隠し事のありそうな雰囲気が漂っている。

あてがわれた部屋で、中田がぼんやり仰向けになっていたとき、彼は天井板の一部に不自然な部分があることに気付く。好奇心に駆られ、机の上に立って天井をいじってみると、「まるで滑車でも付いているように、その板は静かに滑らかに動き、（中略）畳の上から天井裏に向かって、斜めに細長い板を架けた形になった」。天井裏には部屋が隠されており、そこへ出入り出来るような仕掛けが巧妙に作られていたのである。

中田が食卓に向かっているときに感じた奇妙な気配は、決して錯覚ではなかった。

何者かが、本当に彼の頭上の空間を這い回っていたのである。
天井裏の秘密が発覚したことを知った主人は、他言は無用と念押しをして、仕方なく中田へ事情を語って聞かせる。屋根裏部屋には、精神を病み知能が発達しないままの兄妹がひっそりと匿われているのだ、と。

もちろん、世間の眼から、出来損ないの妹たちを隠すためです。しかし、わざわざ屋根裏部屋に隠したわけではないのですよ。あの連中は、虎雄を含めて、屋根裏のような窮屈で薄暗い場所が好きなんです。

虎雄というのは天才的な少壮の科学者で、秘密を打ち明けている主人の親戚筋に当たる。この虎雄こそは長男で飛びきり優秀であったのだが、続いて生まれた弟も妹も、精神や知能に障害を持っていた。「妹たちの知能を、虎雄がすべて吸い取ってしまった観がある」。しかも弟は先天性の盲目であった。主人はそうした異常な兄妹を隠蔽すべく、虎雄の家から彼らを引き取って天井裏へ押し込めたわけなのであった。

立ち上がると頭がつかえる。そういう圧し潰されたような空間の中を、兄についての自慢を語り合いながら、這いまわっている兄妹の姿が、なまなましく眼に映ってきた。陰鬱なばかりでなく、性的なにおいも感じ取れる。

想像の埒外にあった秘密の空間に人が潜んでいた驚きのみならず、血や遺伝にからむ忌まわしさや、さらには近親相姦をほのめかすような想像までが沸き上がってくるところに、作者の抱く関心の方向性があらわれている。人目を憚《はばか》って幽閉された兄妹は水子に近い立場に置かれているだろう。天井裏の闇は、生を授かる前の闇に等しいものとなっている。しかしそんな闇に蠢《うごめ》く彼らの気配は、主人公の日常を侵食してくる。しかも頭の上から、無遠慮に。

それから後は、食事の部屋で頭上に気配を感じても、箸をとめるわけにはいかない。意識的な動作になってしまうので、箸の動きがわざとらしくなってくる。天井を見上げることはもちろんできないし、主人の視線を右頬に感じている気分が起り、首が左へまわる。この家の主婦の坐っている場所が、私の左側なので、彼女の顔を見ることになる。

すると必ず、彼女は眼を伏せた。

こうなると事態は、もはや歪んだユーモアを帯びてくる。天井裏の住人についてのイメージがいったん確立してしまったがために、屋内でのあらゆる動作はぎくしゃくしかねなくなってしまった。屋根裏部屋の兄妹たちは、目には見えないにもかかわらず、雲の上の神々のように強い影響力を頭上から住人たちへ及ぼしつづけているのである。たとえ彼らが死んでしまっても、天井裏に潜んでいたという異様な記憶はいつまでも親族たちに影響を与えてやまないに違いないのである。

『暗室』の中で、このエピソードは唐突に出現し、以後は小説が終わるまで二度と言及されることがない。また何らかの伏線としての役割も与えられていない。換言すれば、必然性を欠いた、ひどく孤立したエピソードなのである。ただし、読者に不安感というか無気味さというか、日常などというものがいかに脆弱であるかをほのめかす挿話として、棘のように作用する。さながら天井裏に隠された兄妹のように、このエピソードは一編の小説という構築の中へぽつんと埋め込まれ、読者の無意識へと作用しつづける。そうした構成上の巧みさに、わたしはひどく感心させられたのだった。

座敷牢の記憶（1）

土俗的な風景と狂気とが重なったとき、さらには血縁といった問題が絡んだとき、わたしが連想するのは座敷牢である。かつては、本当に精神病者を座敷牢へ監禁していたことがあった。法律的にも、それを強要していた（明治三三年公布の「精神病者監護法」)。社会防衛上の目的が第一ではあったのだろうが、なによりも患者を収容する病院が圧倒的に少なかったためである。

大正六年の調査では、日本全国における精神病者のうち入院している者が四〇〇〇人、私宅監置が四五〇〇人という結果が報告されている。私宅監置と称するものが、すなわち座敷牢による幽閉に相当する。この私宅監置が禁止されるようになったのは、やっと昭和二五年になってからである。

昭和から平成に変わる頃、わたしはS県の田舎にある精神病院に勤めていたが、事務室で雑談をしていたらわたしより若い職員のNが、

「先生、座敷牢なんて見たことないでしょ」

と嬉しげに言うのである。たしかにそんなものなど目撃したことがないし、だいいち座敷牢といった言葉は知っていても、いまひとつイメージがはっきりしない。時代劇の映画だか漫画で目にしたことがあるような気もするが、どうも曖昧である。襖《ふすま》の代わりに木の格子《こうし》で囲まれた四畳半くらいの座敷といったものではないかと思うのだけれど、そんなものではそれこそ天井裏か縁の下から患者が逃げだしてしまいかねない。地下牢のようなところに畳が敷かれ、そこに屏風が立てられたり床の間があって掛け軸が下がっている光景を想像してみるのだが、これも何かおかしい。

Nによれば、何年か前に近所の旧《ふる》い家が取り壊されるときに、座敷牢を目撃したと

いうのである（いささか信じ難い話なのだが、その家の主人が、ちゃんと座敷牢だと教えてくれたのだという）。もちろん、現代においてそこに患者が監禁されていよう筈もなく、使用しなくなってからかなりの年月が経った「しろもの」であった。で、その座敷牢は黒ずんだ板張りの長方形の部屋で（座敷牢とはいうものの、畳は敷かれていなかった）、広さはせいぜい二畳程度（畳を縦に二枚並べた位のスペース）であった。薄暗く不潔で、人が寝起きする場所といった印象からは程遠く、といって物置や納戸といった雰囲気でもない。古い家にある和式の便所（大便器のあるほう）をそのまま細長く拡張したみたいな部屋だったというのである。実際、部屋の端には便器が剝き出しで取り付けられていた。

家を建てた最初から、そんな座敷牢が作られていたわけではなく、おそらくあとで建て増したのだろう、とNは語った。無双窓に似た、しかしまぎれもなく木製の丈夫な格子が嵌《は》まった小さな窓が裏庭に面した壁に設けられ、だが母屋と牢とを隔てる壁には窓がない。そのため、あたかも二重の外壁に挟み込まれた形で患者は幽閉されていたらしい。出入口も外側にだけついている。『暗室』で描写された天井裏は広さこそあったものの常に身を屈めていなければならない空間であり、他方Nの目撃した座敷牢のほうは、高さはあったものの広さは押し入れ程度でしかなかった。

たとえ使われてはいなくとも、座敷牢のある家がいまだに残っていた事実に、わたしは衝撃を受けた。かつては私宅監置がなされていたといった歴史を否定する気などないけれど、狂気の残滓と「澱んだ時間」とがカプセルされた空間がそっくり残され、しかもそういったものの存在を知りつつ平気で日々を送っている人たちがいたことに、腰が引けた。その家の住人が残酷であるとか鈍感であるといった話ではなく、慣れてしまえばたとえ座敷牢のある家であろうと日常の生活がちゃんと成立してしまうという「ごく当たり前の現実」のありように、気押されてしまったのである。

ところで座敷牢に関して信頼するに足る記録はないものかと探していたところ、ちゃんと写真まで添えられた資料を先日入手することが出来た。明治四三年から大正五年までのあいだ、東京・神奈川・埼玉・群馬・千葉・茨城・三重・静岡・山梨・岐阜・長野・福島・青森・富山・広島の一府（当時、東京は府と市から成っていた）一四県を対象に三六四の座敷牢（監置室）を調査した報告が刊行されている。東京帝國大學の呉秀三（『ドグラ・マグラ』に登場する正木敬之のモデル）および樫田五郎による『精神病者私宅監置ノ實況及ビ其統計的觀察』（一九一八年）で、これを見るとわたしが勝手に抱いていた座敷牢のイメージがいかに現実から隔たっていたかが分かってくる。

監置室は、部屋の一種ではなくむしろ猛獣を収容する「檻《おり》」と考えたほうが適切なようである。標準的なサイズは、間口が一間（約一八〇センチ）、奥行きが一間半、すなわち床面積は一坪半といった広さに過ぎず、もっとも狭いものでは畳一枚ぶんの面積しかなかったという。まさに「起きて半畳寝て一畳」を実践したといったところだろうか。

床から天井までの高さは、おおむね六尺（約一八〇センチ）が平均で、ただし四尺に足らないものもあり、これでは屋根裏に潜んでいるかのように背を屈めなければいられない。動物園の檻のように、四方の壁をすべて格子（五寸角か三寸角の杉を縦に並べた柵条の格子）としたものもあれば、一部は格子で他は板張りのものもあり、中には周囲がすべて板張りでしかも窓のない、完全な暗箱状態の監置室もあったという。

そのような木製の箱ないし檻が、母屋の座敷や土間、物置、土蔵などに据えられていた。したがって監置室は、座敷牢というよりも「座敷に据えられた檻」と見なしたほうが正しいようなのであった。もちろんNが目撃したように、増築された「部屋」の体をなしたものもあったが、これはむしろ少数派に属するらしい。

図3は、呉秀三らが調査した中で、家族の対応や世話をも含めてベストとされた監置室の写真である。六畳の座敷に設置され、広さは一坪、高さは六尺。床の間に面する側の壁だけは板張りとし、残り三面の壁は二寸角の木柵状の格子とし、横に鉄棒を貫通させて強度を十分にしている。便所はなく、「おまる」が与えられていた。

他の監置室は、どれもこの写真のものよりも劣悪だったわけで、それにしてもこの閉塞感には肌が粟立つ。たとえ格子状の檻であっても、監置室そのものが土蔵の中に置かれてしまい、それがために患者は闇の中に閉じ込められているといった例も散見される。

図4は、二四歳以来、一〇年と一〇ヵ月ばかり患者を幽閉していた監置室の平面図である。土間にあった物置の一部を改造して間口一間半、奥行き一間の監置室となし、四方を径三寸五分の杉の丸太で格子状に囲み、さらに外側から板を打ちつけられているため、内部は真っ暗であったという。医療はまったく受けておらず、「室内ニハ古枕一個・單衣一枚・茶瓶及ビ被監置者の制作ニカ、ル紙撚製の細縄一束アリタリ」。介護者は母親ただ一人で、「駄菓子ヲ賣リテ僅ニ糊口ヲ凌グニ過ギズ」。

こうした記録を読んでいると、実にげんなりした気分になってくる。そして監置室は、家族や世間の目から患者を隠蔽し、意識から消し去るためにはまったく不十分にしか機能していなかったように思われてくるのである。なるほど母屋から離れた土蔵や掘っ建て小屋に監置室が据えられているのならともかく、土間や座敷に木製の檻のような監置室が鎮座していれば、あまりにも「家の中の異物」として突出してしまうだろう。客を招くことも憚られてしまうだろう。檻に閉じ込められた人間（というよりも人間を否定された存在）と同じ屋根の下に暮らしていることを、強く意識せずにはいられないだろう。

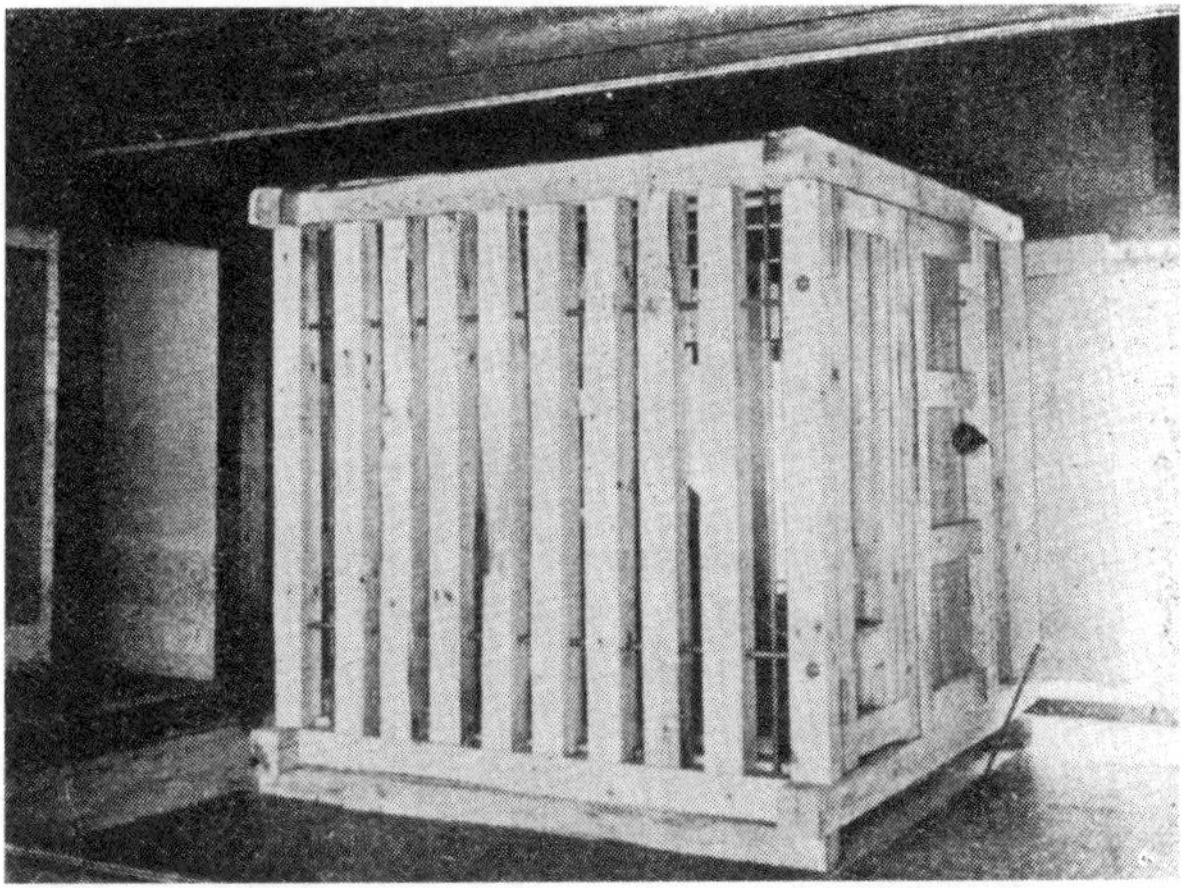

図3　呉秀三らが調査した中ではベストとされた監置室（座敷牢）

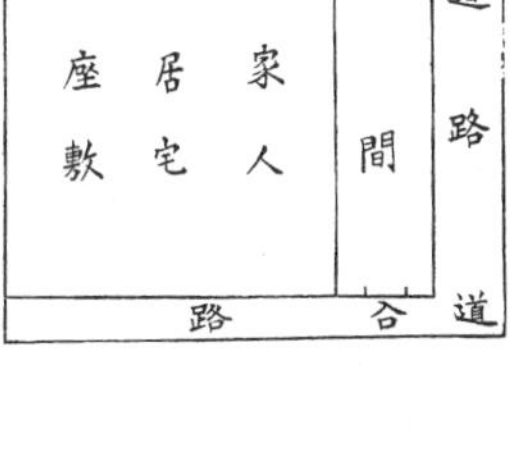

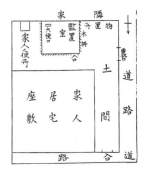

◀図4　〝劣悪な〟監置室の平面図（いずれも呉秀三・樫田五郎『精神病者私宅監置ノ實況及ビ其統計的觀察』大正七年、の復刻版より）

他に選択の余地がなかったということなのだろうが、やはり母屋の土間や座敷へ据えられた監置室というのは、インパクトが強すぎる。Nが語っていたような構造の座敷牢ならば、まだ理解の範疇にあるけれども、家族が檻の内部で蠢いている血縁者をしょっちゅう目にせざるを得ない状況というのはなかなか辛いものがある。わたしの予想をはるかに越えて、「精神病者監護法」は残酷な法律だったようである。監置室の病者は、家の者にとって、「幻の同居人」ならぬ「忌まわしき同居人」と映っていたことだろう。

座敷牢の記憶（2）

「現代百物語」と副題のついた『新耳袋』なる怪異譚のコレクションがあって（木原浩勝、中山市朗著／メディアファクトリー、一九九八）、様々な人たちから取材した怪奇な実話が九九ばかり並べられている。その第一巻（書名では第一夜となっている）の三三番目に、「天井裏」と題された話が載っている。

内容はまことに簡素で、しかも「しり切れとんぼ」である。

京都の郊外にある大きな旧家に、語り手であるAさんは住んでいた。その家では、ときおり天井裏から妙な物音が聞こえる。「ズッ、ズッとなにかが引きずられるような音」が、耳に届くことがあったのである。しかも家の中では、そうした音が聞こえる場所と聞こえない場所とがある。おかしなことであるが、何となくそのまま気にもとめずにAさんは過ごしていた。

しかしある日、Aさんは急にその音の正体を確かめずにはいられなくなった。頭上からまた音が聞こえたのを機会に、早速彼は、押し入れの天井板を外して天井裏へもぐり込んだ。懐中電灯を片手に、音が聞こえた方向を目指して這い進んでいったのである。

四つんばいになって暗い空間を進むAさんは、急に行く手を阻まれた。木製の格子が張りめぐらされていたからである。奇妙としか言いようがない。天井裏にわざわざ格子が嵌められて空間を区切っているなどといった話は聞いたことがない。必然性もあるまい。せっかく天井裏へ入り込んだのに、格子に阻まれて向こうへ行くことが出来ない。横に迂回してみても、格子は前進を拒んで立ちふさがっている。

当惑しつつ彼は、格子の向こうのスペースを懐中電灯で照らし出してみた。

……格子の向こう側の天井裏には帯状に埃のない部分がいくつも続いていた。なにかを引きずった跡としか思えない。

Aさんの全身に悪寒が走った。恐ろしくてたまらなくなり、急いで自室に戻ったのだという。

話はそれだけである。天井裏の、格子に囲まれた真っ暗な空間の意味や由来、引きずるような音をたてる生き物（？）の正体は不明のまま、Aさんは家を引き払ってしまったという結語でストーリーは締めくくられている。

いったいどういうことだったのか？　と、もどかしい気持ちを覚えさせつつ、この話は一切の説明を与えてくれない。が、我々の心の奥深くにある何か忘れかけていた嫌なものを暗示するようなトーンが、やけに鬱陶しく迫ってくる。そんなふうにわたしには思えたのである。

あからさまに言ってしまえば、暗い天井裏の檻の中で音をたてていたのは、水子とか奇形児とか伝染病患者とか狂人といったものを想起させる。闇から闇へ葬り去られるべき存在、しかし決して記憶からは消し去ることの出来ない存在。一家の秘密。それらは無気味で困ったものであると同時に、自分たちと血がつながっている。おぞましくもあり、隔離しなければならない。となれば天井裏の格子の向こうは座敷牢に通底した空間であり、結局のところは血の重苦しさといったものを我々に突きつけてくる。幸運にしてそういったことを思い知らされずに済む場合がほとんどなのに、異形の空間といったスタイルを借りて隠蔽された記憶が甦ってきたかのような気分を起こさせるところに、このそっけない怪異譚の恐ろしさがあるのだろう。

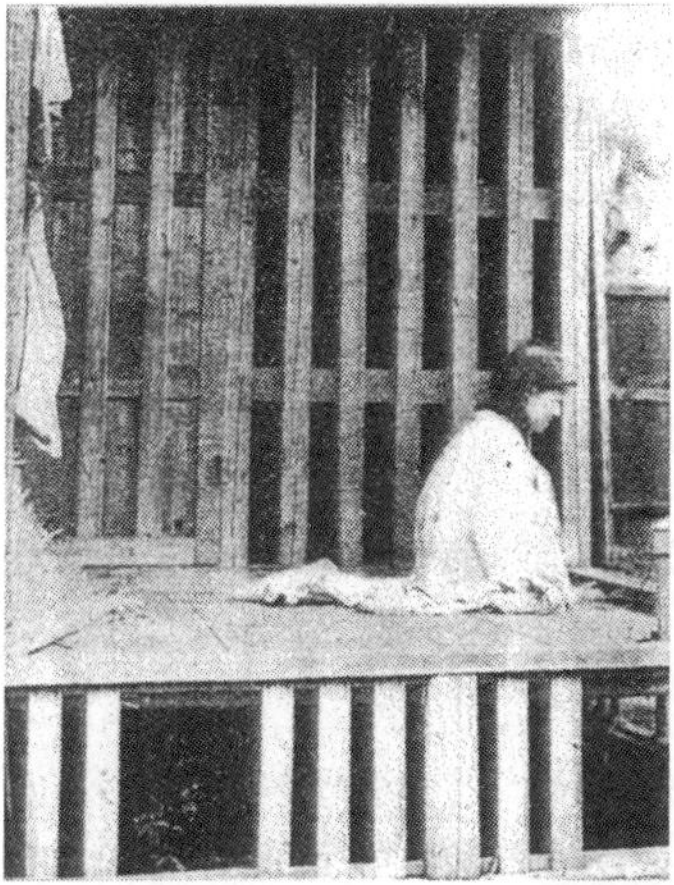

様々な座敷牢

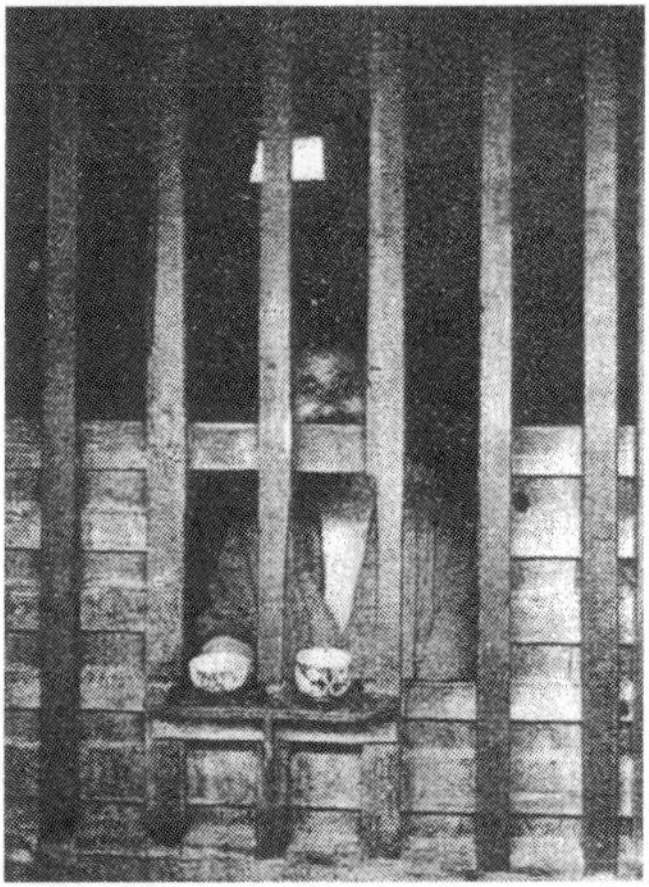

わたしはAさんの体験を読みながら、似たような話をどこかで聞いたことがあるような気分に陥ったのである。それはおそらく、天井裏の侵入者や屋根裏の散歩者に共通した普遍性を帯びたイメージで話が構成されており、しかも座敷牢や血縁にかかわりそうな土俗的な雰囲気が背後にあるからだろう。この話が真実であるかどうかはともかく（まさか本当の筈はなかろうが）、わざわざAさんでなくともきっといつか誰かが百物語の席で語りそうな内容ではないかと、わたしには感じられたのである。

屋根裏の物音、天井のしみ

天井裏の檻の話が載っていた『新耳袋』について、作家の大原まり子は『朝日新聞』（一九九八年六月八日付夕刊）の読書欄で語っている。

「興味深いのは、物語性が極力排除されていることで、実は誰それの祟りだった——というような因縁話がほとんどない。ふと現実世界に小さな裂け目ができてしまったような怪異が多い。（中略）『変なものを見た』というような物語の断片は日常的に私たちの間を飛び交っており、奇妙にリアルなのだ。物語になる以前のモヤモヤしたものがこの本にはつまっていて、きちんとしたフィクションを読み慣れた頭には新しい」

確かにAさんの話は、物語としての整合性を欠いている。断片に近い。むしろそのように体裁が整っていないからこそ、ある種のリアリティーや共感を覚える余地が残されているように思われる。論理性に貫かれたフィクションへ仕立て上げてしまったら、たちまち月並みで陳腐なものへと堕してしまいかねない危うさを予感させつつ、作品としての結構を備える前の不完全さが、かえって生々しいものを喚起してくる。

わたしは前章の最後において誰の心の中にも「物語の胚珠」が埋め込まれていると述べたが、大原が指摘する「物語になる以前のモヤモヤしたもの」とは、日常生活における漠とした不安感や違和感が「物語の胚珠」へと働きかけ、発芽をさせ、くっきりとした形を得ようとしているそのプロセスを指しているのではないかと思うのである。

『新耳袋』に収められたストーリーには、どれも新たな不安や恐怖を引き起こすというよりも、潜在していた疑惑や無気味さを掘り起こしてみせるような印象が伴う。薄々気付いていた「おぞましい」ことについて、誰かがわざわざ耳元で囁《ささや》いてみせるような無気味さである。そのような構造の怪異譚は、当然のことながらディテールや固有名詞だけは妙に具体的だったり、しかし曖昧至極な部分が混ざっていたりとバランスの悪さが目につき、それがなおさら不安感をあおりたてる。そしてそのような形のストーリーは、考えてみれば都市伝説として広く流布している形態ではなかったのかと思い当たる。都市伝説と称されている一連の奇怪な噂話は、「物語になる以前のモヤモヤしたもの」が不完全なまま語り伝えられることによって、まさに都市伝説たりえていることを忘れるわけにはいかない。

都市伝説という名称が広く知られるようになったのは、いつごろからだろうか。影響力において見逃すわけにはいかないブルンヴァンの『消えるヒッチハイカー』が邦訳されたのが一九八八年一〇月、『別冊宝島』の「うわさの本――都市に乱舞する異事奇聞・怪談を読み解く試み！」が一九八九年四月に発行されているあたりから推測すると、どうやら年号が昭和から平成に変わる頃合いではないかと想像される。フォークロアに伴う懐かしさや古めかしさと、題材がきわめて現代的であることのヴィヴィッドさとがブレンドされて、奇妙な怖さや不可思議さを与えてくる噂話が都市伝説として認識されてきた。たんなる世間話や伝承ではなく、あえて「都市」伝説と称された理由について『都市にはびこる奇妙な噂』（光栄カルトクラブ編／光栄、一九九四）では、「あらゆる人が当事者となれる共通感覚を持っていることが前提とされている」ことと「そのような共通感覚の持たれ方が都市部において顕著であるから」だとしている。

この共通感覚の存在を認めるならば、都市伝説の多くが断片的で不十分な物語であっても、いやそれだからこそ残りの言葉を濁すことで話に奥行きを持たせることが可能になったのだと分かってくる。「物語になる以前のモヤモヤしたもの」を互いに確認し合う儀式こそが、人々が都市伝説を語ることの意味なのであろう。

さてドイツの民俗学者であるロルフ・ヴィルヘルム・ブレードニヒが編纂した現代ヨーロッパの都市伝説のコレクションがあって、『悪魔のほくろ』と題して邦訳されている（池田香代子・真田健司訳／白水社、一九九二）。この本を読んでいたら、「屋根裏の物音」と題する話が載っていた。こんな内容である——

都会に住んでいた若夫婦が、田舎に家を買って移り住んだ。平穏に暮らしていた二人であったが、ある晩、妻が目を覚ますと屋根裏から物音が聞こえてくる。不安に思った妻は夫に話してみるが、動物のせいだろうと相手にしてくれない。しかし物音は毎晩聞こえてくる。最初のうちは気になっていたものの、やがて妻はその物音に慣れてしまう。気にせずに眠れるようになった。

ところがそのうち頭上から何も聞こえなくなった。そうなると、かえって屋根裏が気にかかる。以前の不安感が甦る。彼女は、ついに覚悟を決めた。

……奥さんは思いきって屋根裏に上って、ものすごくびっくりしてしまったの。なぜって、物音は動物ではなくて人間がたてていたんだってわかったの。つまり食べ物の残りやタバコの吸いがら、それに鍵のかかっていない天窓をまのあたりにしたってわけ。

これだけの話である。作り話として見るなら、何の「ひねり」もない。もうひと工夫欲しいところである。ただしこれが実話として語られ、「だから、ひょっとしたらあなたの家でも似たようなことが起きるかもしれませんよ」という含みで伝えられるとしたら、あまりにも良くできた話よりはかえって現実感を伴い、また無気味さがひしひしと伝わってくるかもしれない。

結局、どんな人物が屋根裏に侵入していたかは分からずじまいだったのである。呑気に暮らしていた自分たちの家の中に、いつの間にか異界ないしは「秘密の空間」が生じていたというのは薄気味悪い。それはシベリアの地下倉庫で生まれ暮らしていた四姉妹を報じたモスクワ放送や、小学校のプレハブ校舎を取り壊すためにフロアを剝がしたら床下に大きな穴が黒々と口を開けていたといった逸話にどこか似た感覚を呼び覚ます。日常に潜むエアポケットを我々に実感させる。そして話の内容は、まさに「幻の同居人」妄想に瓜二つである。

『悪魔のほくろ』には「天井のしみ」と題した話も収録されていて、これもまた日常に隣接した異界といったテーマを彷彿とさせる話である。

若い男が、アパートの一階にある小さな部屋に住んでいた。彼は、ある日、寝室の天井に「しみ」が出来ていることに気が付いた。真上の二階で、何か不適切な事態が起きているがために、この「しみ」は生じているに違いない。男は、二階へ上がって階上の住人を訪ねた。「しみ」の原因を問いただした。しかし相手は、けんもほろろに男を追い返す。当方には一切問題はありません、と。

しかし天井の「しみ」は、消えないどころか日増しに大きくなっていく。そこで業を煮やした男は、大家へ事情を訴えに行った。早速大家は二階へと赴き、嫌がる相手をものともせず、強引に室内へと入っていった。

大家さんは意を決して寝室のドアに近づいた。ドアを開けてほとんど目を疑ったんだけど、種をまかれたばかりの芝生の上を二、三羽の鶏が走り回って、絨毯のかわりに敷かれた土を掻きあさっていたの。

二階の寝室は、ミニチュアの屋外と化していたのである。大同小異のインテリアである筈の階上の寝室がジオラマさながらに戸外の景色へと変貌していたという意外性が、面白さというよりはむしろ異様なこととして伝わってくる。天井のしみによって、二階の住人の秘密は告発されてしまった。ミニチュアの自然は、箱庭のように行儀良くしていることなく階下を侵食しようとしていたのである。コントロールのつき難いそれは、勝手に屋根裏へ侵入した得体の知れぬ人物と同様に、他者の日常生活を脅かす。予想を越えた空間が、穏やかであるべき住空間に接して生じればそれは不安感に直結する。

屋根裏の物音の話にしても、また天井のしみの話にしても、それらは「物語になる以前のモヤモヤしたもの」の段階で我々の心へ共感を強要してくるかのように思われる。

非日常のたちあらわれ方

いきなり非日常的なものと遭遇したとき、我々は事象そのものに驚くと同時に、つい先程まではそんなものの存在にまったく気付くことのないまま安穏とした生活を送ってきたことに戸惑い、日常生活の安寧さに疑いを覚えることになる。

まだわたしが医学生で、昔は座敷牢といったものに患者が閉じ込められていたなどと精神医学の授業で教わっていた頃、こんな事件があったのをなぜか覚えている。テレビで知ったのだと記憶しているが、『週刊明星』の昭和五二年四月三日号に比較的詳しい記事が載っているのでそれに基づいて紹介してみよう。記事の題名は「我が子を14年間〝座敷牢〟へ幽閉！」というものである。

大阪の大東市での出来事である。昭和五二年の三月一六日に、小学生がある農家の庭に入り込んで遊んでいたところ、壊れかけた納屋《なや》の中からうめき声が聞こえてきた。

好奇心に駆られて中を覗いてみると、木製の檻があってその中で人影が蠢いている。小学生は近所の派出所へ届け出た、「子供が閉じ込められています」と。

早速警官が赴き、人が幽閉されているのを確認、救出した。ただし救出されたのは一八歳になる男性Aで、子供ではなかった。しかし「小学生が子供と見間違えたのも無理はなかった。A君は、せいぜい小学校三年生ぐらいの体格で、とくに両脚は棒のようにやせ細り、自力では歩けない状態だった。言葉は全くしゃべれず、食べ物を出すと、うめき声を上げて手をさしのべるのが、ほとんど唯一の反応だった」。

Aは精神発達遅滞であった。医師にそのように告げられたとき、父親は妻に向かって「お前の家系が悪いんだ」となじり、そのまま妻はAを連れて実家へ帰ってしまった。その後、父親はAだけを実家から連れ戻し面倒を見ていた。が、Aが五歳になったとき、人目に触れさせないように父親は納屋に檻を作って息子を閉じ込めた。以来、一四年間にわたってAは幽閉されつづけてきた。父親は、「家を新築するとき、あの子の居場所ももっとちゃんとしたものにするつもりだった」と語っていたが、ではAが監禁されていた檻はどんなものだったかというと、

一・八メートル四方、高さ二メートルというオリの狭さもさることながら、三方を囲っただけで、真冬の寒さは戸外も同然。畳は敷いてあったが、むろん暖房はなし、

破れて綿のはみ出した布団が一組だけ。トイレはオリの隅でやっていたらしく、悪臭が鼻をつく。むろん入浴はさせてもらえず、救出されたときは、やせ細った体も顔もアカにまみれていた。

この記述を読むと、Aが収容されていた檻は呉秀三らが明治四三年から大正五年までの期間に調査をした三六四の座敷牢（私宅監置室）に照らせば、もっとも標準的なものに過ぎないことが分かる。現代においては虐待そのものであろうと、決して前代未聞の残虐非道などではなかったのである。

わたしはこのニュースを知ったとき、ひどく不快な気分を覚えた。それは必ずしも正義感に基づいたものではなく、根源的に嫌なものを見せつけられた気分だったのである。こんなことがいまどきあるのかと驚くと同時に、きっともっと沢山の檻がまだ日本各地にはあるのだろうなといった想像が働いて、げんなりさせられた。計算してみるとAも父親も、まだ生きている可能性が高い。座敷牢の当事者がいまだに自分の日常と同じ時間を生きていると考えると、落ちつかない気分が高まってくる。

平成八年四月二七日、豊島区池袋のアパートで母子の餓死死体が発見された。死後一ヵ月近くが経過しており、七七歳の老母と、何らかの障害を持っているらしい四一歳の息子（二〇年も家の外に出たことがない）は生活保護等の助けを求めなかったこともあってかなりマスコミを賑わせた。この事件は、この飽食の現代において、しかも都会の真ん中でホームレスでもない「普通の人たち」が飢え死にをすることがあるという事実を我々へ突きつけて、強いインパクトを与えた。

気丈な老母は死の直前まで日記を綴っており、それらは豊島区情報公開条例に基づき一般公開され、さらに『池袋　母子　餓死日記　覚え書き（全文）』と題して刊行されている（公人の友社、一九九六）。

この日記には、主に買い物や支払いの内容が商品名を含めて具体的かつ事細かに記され、さらに朝刊が入っていなかったとか、身体の調子が悪いこととか、水道の栓の具合が良くないこととか、夫が死んでからどれ位の月日が経ったかとか、あまりにも日常的なことが延々と書き連ねてある。近隣との交流はない。感謝の念と愚痴、ときには猜疑心に満ちた記述も散見され、わたしはもしかするとこの老母は息子と一緒でなく独り住まいをしていたなら、幻の同居人妄想を語りだしそうな人だと感じたのであるが、そのことは取りあえず措いておく。ただし、一一月二七日の午前一一時四五分に台所の電球が切れたと記したあとに、「今迄、うちでは、何十年と、何か悪い事が、起こる前には、必ず、電球が切れて、知らせられていた」と書き、さらに月日時刻の数字を全部足してみると九四になり、これは九四＝苦死に通ずると記している。いかにも精神的に閉塞した状態で追い詰められていく様子が窺え、まことにやりきれない気分になってくる。

日記の最後は、「私は、今朝、夢の中で（歯が、全部ぬけた夢）を見ているが、これは身内に死人があると知らせると、聞いているので、子供が、先に、死ぬのではないかと、心配である。一緒に、死なせて頂きたい、後に残った者が、不幸だから」となっている。これを絶筆としておよそ三週間後に、親子は餓死したのであった。

老母が訥々《とつとつ》とノートに日記を書き綴っていた頃、わたしは精神科医として池袋周辺を何度も往診している。幻の同居人と暮らす人物とも会っているのである。そのような事実を思い起こしてみると、自分の知らぬうちに、すぐ目と鼻の先であまりにも日々の惰性からかけ離れた出来事が静かに進行していたことが分かる。もっとも、わたしが往診していた先もまた、決して平穏無事な家庭ではなかったのであるが。

座敷牢にせよ餓死にせよ、これらはきわめて古典的な惨事である。あまりにも古典的で、もはやリアリティーも生々しさも失われてしまっている。そんなものがいきなり、リアルタイムの事件として躍り出てくるとき、我々は日常というものがいかに不穏なものを潜在させたまま営まれているかを実感する。

◆　◆

唐突なあらわれ方をする非日常もあれば、予兆に満ちた非日常もある。考えてみれば幻の同居人といった妄想などは、予兆のみで構成された非日常であろう。品物が無くなったとか位置がずれていたとか、空耳が天井から聞こえたとか、他人には証明不可能な違和感ばかりが証拠として積み上げられていく。しかも非日常の筈であったのがいつしか愛憎の交錯するアンビバレントな日常へとずれ込んでいくところにこそ、幻の同居人妄想の特徴が見出されるのであった。

都市伝説で語られていた屋根裏の物音や天井裏のしみの物語は、予兆に対する通俗解釈にほかならない。我々は都市伝説で語られるような驚きを半ば期待しつつも恐れている。だからそうした類の話はいつも突飛だが月並みで、前代未聞だが懐かしい。予兆という断片が見知らぬ文字のように散らばった日常を我々は営んでいるのである。

屋根裏の散歩者であった郷田三郎は、窃視者となり完全犯罪の犯人となることに喜びを覚えていた。彼はまったく他人に気付かれることのないまま、窃視や犯罪をつづけていくことが望みだったのだろうか。明智小五郎に見破られさえしなければ、おそらく彼は、わざと手掛かりを残したり訝《いぶか》しげな振る舞いを示し、ちょっとしたミスをあえて犯すことによって、相手へヒントを与えるべく腐心したことだろう。そうでなければ、郷田の秘密の行為には発展がない。

彼は自らの存在を予兆そのものに変えたかったに違いない。発覚は困るが、自己主張はしたい。他人を翻弄はしたいが、相手に気付かれては難儀である。そんないじましく勝手な欲望に凝り固まっていたのであろう。自分が予兆となることは楽しい。全能感を満たしてくれる。しかも自らは安全である。が、予兆にさらされたとき、受け身側の人間は当惑し不安を覚え、さらには心の奥へ埋め込まれた「物語の胚珠」が発芽していくのを見守ることになるだろう。

我々は、他人の心にある「物語の胚珠」へ働きかけずにいられない生き物なのである。


（付記）

昭和一二年発行の三宅鑛一著『精神鑑定例』（南江堂）を読んでいたら、座敷牢（私宅監置室）にまつわる事件が載っていた。「精神病者監護法違犯遺棄致死及贈賄●川●太郎外一名被告事件●川●次郎死亡當時の精神狀態及死因鑑定書」といかめしいタイトルの冠せられたケースである。

事件の概要は以下のとおりである。精神分裂病と思われる患者であった●川●次郎は、兄の●太郎夫妻によって大正二年五月初めより七月一九日まで自宅四畳半を改造した部屋に押し込められた。しかし●次郎は興奮著しく、始末に終えない。そこで「邸内宅地ニ幅内法四尺二寸長サ内法五尺七寸床板ヨリ高サ五尺四方ノ板壁ニテ其上部ニ僅ニ連子窓ヲ設ケタル小屋ヲ新設シ弟●次郎ヲ之ニ移シテ云々」、すなわち床の広さが一・三メートル×一・七メートル（わずか一畳ちょっとの広さ）、高さは一・五メートルで板壁には申し訳程度の窓しかなく、屋根は亜鉛板で葺《ふ》いた暗く狭苦しい小屋を兄夫婦は庭に建て、そこへ不穏状態の●次郎を監禁した。そもそも兄夫婦は弟の精神異常に困惑し、交番の巡査に相談したところ「座敷牢様ノ物ヲ作リ之ニ入レ置クナラバヨロシカラム」と助言されたので監禁をしたのである。ただし兄夫婦は、座敷牢に精神病患者を監禁するときにはきちんと届けを提出しなければならないことを知らなかった。医者にも診せようとしなかった。そして小屋に監禁されて四二日めの八月三〇日に●次郎は衰弱して死亡してしまった。その後、これは事実上の虐待によって殺されたのではないか、また事実を賄賂でごまかそうとしたのではないかという疑いが持ち上がり、裁判に至ったのであった。

鑑定では、●次郎が死亡したときの精神状態と死因との関係が問われた。死の直前には、大便を壁に塗りたくったり、食器は中身ごと放り投げ、小屋の中でかなり暴れたらしい。裁判の結果はどうなったのか明記されていないが、鑑定書には緊張病性興奮がもとで死亡したものであり「家人ガ故意ニ虐待シ、放置セズトモ同病ノタメ死ス例多シ」と記され、つまり全体のニュアンスとしては「成り行きだから仕方がない」といったものであった。庭の掘っ建て小屋についてのコメントはなく、こうした監禁がことさら異様な対応とは受け取られていなかったことが記録からも分かるのであった。

III　奇妙な憶測、異様な解釈

些細な変事

ジョルジュ・シムノンのメグレ警視シリーズに、『メグレと老婦人の謎』と題した長編がある（長島良三訳／河出書房新社、一九七八）。メグレものとしては最後の時期に当たる一九七〇年に書かれたもので、傑作とはいいかねるが、いつもながらのパリ風俗を取り入れた味わい深い作品に仕上がっている。

この小説は、メジスリー河岸のアパルトマンにひっそりと、四二年ものあいだ独りで暮らしている老婦人の訴えで幕を開ける。彼女は執拗にメグレ警視に面会を求め、おかしなことを語る。

「わたしは危険にさらされているような気がします。だれかがわたしのアパルトマンに入りこみ、くまなくさがしまわっているのです。何か理由があるにちがいございません。」「どうしてさがしまわっているとわかるのです？」

「家具類の位置が少しずつ動いているからです。わたしはきれい好きなのです。病的なほどです。ですから、わたしの部屋の家具類はどれも、四十年以上前からきちんと同じ場所にあるのです。」

「そういうことが何度もあったのですか？」

「少なくとも五度は。」

「高価な品物をお持ちですか？」

「いいえ、警視さん。これまでの生活で集めたくだらない品物ばかりです。でも、わたしにはどれも愛着がございます。」


メグレは、この老婦人は頭がおかしいのではないかと思う。なぜなら、彼女の訴えはあまりにも漠然としていたし、金持ちや要人ではあるまいし何度も室内へ侵入される必然性がない。思い違いや「気のせい」と考えたほうがはるかに理に適っているのに、わざわざ何者かが忍び込んで家捜しをしているなどと主張するのは、健全な精神のなせる業とは考えにくい。それに、彼女が警察を訪ねて面会依頼のカードを記したとき、その書きっぷりがいかにも心のバランスを欠いた人物のようであったからである。

カードのいちばん上の、点線にかこまれた部分には、力強い、きちんとした文字でこう書きこまれていた。

《マダム・アントワーヌ・ド・カラメ》

その下の住所の欄には、

《メジスリー河岸八番地の乙》

最後に、訪問の理由として、

《とても重大なことをメグレ警視にお伝えしたいのです。生死にかかわる問題です。》

ここまでくると文字はすでにふるえていて、行間も一定していない。いくつかの文字にアンダーラインがある。まず《とても重大なこと》という文字。ついで《警視》という文字。《生死》という文字にいたっては、二重のアンダーラインだ。

「気違いかな?」と、メグレはパイプをふかしながらつぶやいた。

この描写はなかなか上手い。筆跡が途中で変わっていったり、やたらとアンダーラインを引きたがるといった癖は、確かに精神を患った人にはしばしば見られがちである。心の不安定さや、過剰なこだわり、余裕に欠けた精神のありようなどが容易に窺われ、そのような人々にしばしば遭遇しているであろう警視の立場になってみれば、こんなカードを目にしたらさぞやうんざりした気分に陥ることであろう。

老婦人の訴えはあまり正常なものとは思えなかったものの、面会してみると、彼女自身には常軌を逸した印象が乏しかった。多忙なメグレは訴えを結局無視してしまうのだけれど、いまひとつ気持ちに引っ掛かりが残り、後ろ髪を引かれている。

やがてこの老婦人はアパルトマンで殺害され、彼女の雲をつかむような訴えが本当であったことが分かる。メグレは彼女の言葉を妄想の類と判断して退けたことを悔やみ、地道な捜査を開始する。

以後のストーリー展開はここでは関係がない。それよりもわたしが興味を抱いたのは、老婦人の訴えについてである。彼女は、花瓶の向きがちょっと変わっていたとか、額縁がほんの少し傾いていたとか、置物の位置がずれていたとか、そのような些細な変事から、何者かが侵入して室内を「くまなくさがしまわっている」といった結論を引き出した。通常は錯覚とか勘違いとして忘れ去ってしまうようなディテールに拘泥し、しかも一片の歯の化石から太古に活躍していた巨大な恐竜の姿を思い浮かべるようなたくましい想像力を以て、得体の知れぬ侵入者の実在を主張している。これはまさに、妄想に取り憑かれた人たちと共通したロジックなのである。

わたしが精神科の外来で出会う妄想患者たちの多くは、僅かな気配や微細な変化、曖昧な「ほのめかし」や不明瞭な「当てつけ」、相似や近似ないしは空似《そらに》、偶発的な一致や暗合といったものから、たちまちのうちに侵入者やスパイ、陰謀を企《たくら》む一味や黒幕といったものの存在を直観的に確信してしまう。あれよあれよという間に、心の奥底に埋め込まれた「物語の胚珠」は発芽し、葉を繁らせ、陳腐な実を結ぶ。あまりにも一直線に、疑惑は「断固たる事実」へと昇りつめる。ためらいがない。まさにそのように妄想を信じ込んだ人々のサンプル然として、マダム・アントワーヌ・ド・カラメはメグレの前に登場してきたのであった。

そして第I章で述べた「幻の同居人」の実在を訴える老婦人もまた、基本的には同様のロジックによって自らの妄想の正当性を主張しつづけていたのであった。変事は些細であればあるほど、侵入者の狡猾さや抜け目のなさを裏づける。侵入者の姿ばかりが、ありありとした像を結んでいく。現実離れをしているどころか気違いじみた話であるとしか他人には受け取られないであろうに、もはや「なりふり」など構おうとはしない。

嫁の冤罪

平成一〇年四月二〇日付の『読売新聞』夕刊に、「家庭争議のタネ/巧妙空き巣逮捕」という見出しの三面記事が掲載されていた。

前年の九月に窃盗容疑で逮捕されたH被告（40）が、「東京、埼玉、千葉など一都五県で五百件以上、被害総額約千八百万円の空き巣を重ねていたことを自供した」。しかしこの事件は、犯行が五百件にも及んでいたからわざわざ紙面を飾ったわけではない。


H被告は、記憶が確かで、九四年九月以降、五百件以上の犯行について家の間取りや金のありかを鮮明に覚えていた。供述も「クリーニング店の先を右へ曲がった奥の家」「客間の赤い模様の花瓶に小銭があった」などと極めて具体的。物色後は「きちんと引出しを閉める」「あったものは元の場所に戻す」手口のため、捜査員から連絡を受けて初めて盗難に気付いた被害者も少なくなかった。

ある被害者宅では「嫁がヘソクリを取った」と疑って大げんかとなり、家庭内が〝冷戦〟状態だったが、捜査員が訪れて初めて盗難と分かった。姑《しゅうとめ》は検証に来た捜査員に「てっきり嫁が取ったと疑ってしまったが、これで嫁と仲直りできる」と、うれしそうに話したという。

また埼玉県三郷市の病院で一昨年九月、医師が事務机に保管していた現金がなくなった事件では、被害に遭った医師は「同僚の医師が盗んだのでは」と心配し、盗難の事実を院長にも話せずにいた。H被告の犯行と分かった後、この医師は「同僚への疑いが晴れた」と、同署に感謝の手紙を寄せてきた。

供述などしなければ、被害者も事件に気付いていなかったのだから犯罪そのものが成立せずに済んでしまったろうに、ずいぶん正直な空き巣である。

それにしても、この記事は妄想を抱いている人たちにとっては、なかなか意味深長に受け取られたに違いない。ことに、幻の同居人妄想を抱いているような人にとって。なぜなら、普通だったら気付かないような巧妙な侵入者の実例がここに提示されているからである。妄想患者たちは彼らの観察眼の鋭さゆえにたまたま自分の住居への侵入者に気付いたと考えているのであり、たとえ他の人々がその主張を信じなかったり納得しなくとも、侵入された事実がまぎれもなく存在する場合があり得ることをこの記事は裏付けてくれているのである。一笑に付されてしまいかねないわずかな可能性の実現が新聞記事で報じられることで、それを読んだ妄想患者たちは低くつぶやくことだろう、「やっぱり」と。

いやはや妄想というしろものは、ほんのちょっとした兆候や気配を土台としてみるみる形を整えていく。可能性が低くとも、それがゼロでない限りは、遅かれ早かれ既成事実として妄想は発展していく。室内に何者かが侵入したといった妄想に限らず、多くの妄想は些細な証拠（他人には思い込みとしか映らないが）を論拠とした砂上の楼閣である。ちなみに、診察室で語られた「証拠」およびそれによって発展途上にある「物語」を、いくつかサンプルとして並べてみると、

●昨日、家の前の電柱に工事人が登って修理をしていました。おそらくあれは、工事人を装った何者かが盗聴器具を取り付けていたのに違いない。今朝は電話のベルが二回だけ鳴って切れたが、あれは盗聴の具合を確かめるためのテストだったと思います。

●辞書を開いたら、「脱脂粉乳」という言葉が目に飛び込んできた。いやに意味ありげにその言葉が見えた。「脱脂粉乳」という言葉の載っている頁がすぐに開くように、そして直ちに目につくように仕掛けてあるとしか思えなかった。この言葉には何らかのメッセージが託されているのだろう、たぶん白いものには注意しろという警告であろう。

●切手を貼ろうとして裏の糊を舐めたら、ひどくおかしな味がしました。こんなことは今までになかったことです。舌が痺《しび》れたような気がしました。これは危険だと思って、とにかく残りの切手は全部捨てましたが、案の定、投函した手紙は先方に届いていなかったようです。なにしろ、今に至っても返事がないのですから。まったく巧妙な妨害がなされていて、このままでは自分の身にも何が起きるか分かったものではあ

りません。

●こんな卑怯なことって、信じられませんよ！　私のことを、組合の中じゃちょっと異端分子みたいに思う人がいることは分かっていますが、机の上のブックエンド、あれの左右をわざわざ入れ換えてあるんです。なにしろブックエンドには組合関係の書類綴りや本が立ててありますからね。右と左を入れ換えてあるということは、私が右寄りの主張をしているのを咎《とが》めて、意見を翻せという意味ですよね。陰険じゃありませんか、こんな方法で圧力を掛けてくるなんて！

●出かけようとすると、必ずアパートの誰かがドアの音をバタンとさせるんです。するとあちこちの家で、その音に応じるかのようにバタン、バタンと音をさせます。どうやらそれが合図のようで、たちまち私のことを連携プレーで尾行してきます。

——こういった調子で、日常生活にまぎれ込んだ取るに足らないエピソードや「気のせい」は、一方的な意味付けをされて物語性を獲得していく。些細な錯覚や思い違いは予兆としてただならぬ気配を孕《はら》み、物語の胚珠からは奇形の芽が育ちはじめる。その突飛さには、呆れるよりも前にむしろそこまで当人を駆り立てる異常な心のざわめきが看取されて周囲をたじろがせる。安っぽくお手軽な道具立てで組み立てられたストーリーからは、安直さゆえにかえって当人の精神が社会生活で追い詰められている様子が想起され、痛々しさとチープさとが混ざり合った不思議な感触が伝わってくる。

物語の原像

ひとくちに妄想といっても、疾患によってその内容はトーンを異にする。それぞれの疾患には、それぞれ相性の良い「物語の胚珠」が存在する。

痴呆ではどうだろうか。もっとも頻繁に見られる「物盗られ妄想（盗害妄想）」では、往々にして嫁が犯人であると痴呆老人は断定する。自分で仕舞い忘れた財布を、日頃から自分のことを快く思っていなかった嫁が盗んだと騒ぎ立てる。嫁が自分の部屋へ勝手に侵入し、あちこちを荒らして財布を着服したという物語を描き出して憤る。それは妄想というよりも邪推に近いものであり、終始世俗的なレベルにとどまる。周囲の者にとっては迷惑な話であっても、いまだ荒唐無稽な色彩を帯びるには至っていない。

ただしときには、奇想天外な妄想も出現する。木戸又三による論文「老年期痴呆の人物誤認症候群、特に〝家の中に誰か他人がいる〟と想像する一群について」（『臨床精神医学』二四巻一一号、一九九五）には、アルツハイマー型老年痴呆の婦人についてこんな妄想が紹介されている。

り、86歳の時に〃ふっと気が付くと、誰かがいるような気がする〃と話したことがあり、それが異常に気付かれた始まりである。自宅の英語塾をやめた頃からぼけが目立ってきたが、その頃〃テレビに映る人が部屋の中にいる、ということはテレビの裏に出入りする窓があるのではないか〃などといったことがある。88歳の頃から、天井裏やごみ袋の中に誰かがいる、と言い、後には彼らをもてなす行為がみられた。入院の前頃には、夕方になると自分の家は別のところにあるといって、荷物をまとめて出て行くようになった。さらに隣家に行って〃自分の家に変な人がいる〃と訴え、隣人がその話を信じて警察に通報したために、警官がかけつけてきたりした。

この奇矯さには、老齢化および痴呆に伴う記憶力や判断能力の衰えが大きく関係しているだろう。退行に由来する幼児的思考が顕在化しているともいえよう。だがそれだけではない。老人特有の不安感や「よるべのなさ」が背後に息づいている筈である。松下正明は「痴呆性老人にみる妄想――『だれか侵入してくる』妄想をめぐって」と題した論文（『老年精神医学雑誌』七巻九号、一九九六）で以下のように記している。

すでに古くから強調されていることであるが、この「家の中に侵入してくる」妄想は、痴呆性老人にみられる妄想として強調されてよいと筆者も考える。そして、この現象は、かつて藤縄が述べたように、それまでの長い人生で獲得した自己の世界秩序に対する他者からの侵害に対する抗議として、理解されるべきであろう。盗害妄想が、竹中のいうように、断定的、攻撃的、訂正不能であるのも、自己の世界への他者の侵入・侵害という心理機制が背景にあるからにちがいなく、そうであるとするならば、痴呆性老人にみられる妄想の原像は、「家の中に侵入してくる」妄想であるともいえる。

痴呆老人にとってもっとも親和性の高い「物語の胚珠」とは、家の中に他人がいる・侵入してくるといった筋立てなのであった。

統計的には、さきほどの木戸の報告によれば「家の中に他人がいる」といった妄想は東京都老人医療センターに入院した六〇歳以上の痴呆老人一五〇名のうちの三七名(二四・七%)にも及んでおり(男女比については記載なし)、盗害妄想の四七名(三一・三%)に次ぐ高頻度を示している。

さて「家の中に他人がいる」妄想、「家の中に(誰か)侵入してくる」妄想の中には、当然のことながら幻の同居人にまつわる訴えも含まれている。そして痴呆老人や分裂病患者にも幻の同居人妄想は見られるが、第I章でわたしはおよそ精神を病んでいるようには見えない孤独な老婦人が、「屋根裏の散歩者」の実在を大真面目に語る不思議さについて論じたのであった。

まったくのところ、一見正常に見える老人が幻の同居人についてだけは頑《かたく》なに主張してやまないその様子は、どこかフォークロアめいた内容とも相まって、いかにも人の心の謎を突きつけてくるものであった。そして都市伝説においてもまた、きわめて類似した物語が流布していることにわたしは注意を促したのであった。「自分の家の屋根裏、天井裏、地下室、床下、納屋など『普段は立ち入ることのない薄暗い空間』へ、見知らぬ人物がいつの間にか棲みつき、居間から物を盗んだり悪戯《いたずら》をしたり、あるいは天井越しに会話や騒ぎが聞こえる」といった物語は、語り手が正常であろうと狂っていようと、フィクションであろうと妄想であろうと、我々の心においてある種の普遍性を獲得しているように思われる。

ところで狂気の中核とされている精神分裂病では、やはり被害的な色彩の訴えが妄想の原像をなしている。自分は世界を揺るがせるような大発明をしたとか、実は天皇の隠し子であるとか、宇宙の秘密を解き明かす方程式を発見したなどといった誇大妄想も珍しくはないが、これはむしろ被害妄想から二次的に導き出されたモチーフと考えたほうが適切なようである。すなわち、私ガコンナニ酷イ目ニ遇ッタリ尾行サレタリ盗聴サレタリスルノハ、ツマリ私ガ偉大ダカラデアリ高貴デアルカラナノダ、といった論理に裏打ちされて作り出された物語だということである。

分裂病の被害妄想は、他の疾患による被害妄想と大きく異なるところがある。下世話で世俗的なトーンはそのまま残しつつも、超越的な存在が「木に竹を継いだように」登場することである。

超越的存在とはすなわち、強大な力や影響力を持つらしいが正体のはっきりしないものを指し、それはＣＩＡだとかスパイ・ネットワーク、秘密警察、暴力団、過激なカルト集団による地下組織、フリーメーソン、謎の政治結社等々である。陰謀史観にはお馴染みの「闇の組織」であり、まことにキッチュかつ便利至極な説明装置でもある。

だから家の中へ何者かが侵入してくるといったテーマにしても、分裂病において犯人は隣人や空き巣狙いやヒッピーといった下世話なレベルにはとどまらない。たとえ直接手を下したのは顔見知りや小悪党であっても、その背後では超越的存在が糸を引いているといった壮大な物語へと発展しがちなのである。

このように患者の語る妄想のニュアンスから、ベースにどんな精神疾患が潜在しているかの予想が可能となる場合もある。疾患それぞれに応じて、異なったトーンの物語が紡ぎ出されていくからである。そして、ときには疾患による特異性を越えて普遍的にたちあらわれる「妄想の原像」もあり、そのひとつこそが幻の同居人なのであった。

解読される違和感（1）

だがいずれの精神疾患における妄想にしても、それが生まれてくる図式は似たようなものでしかない。すなわち、妄想とは「ほんのちょっとした兆候や気配を養分として物語の胚珠が発芽し、みるみる形を整えていったものである」。このことをもう少し別な表現で述べるなら、日常で遭遇した些細な違和感に対して病的な説明がなされることにより、自動的に妄想は生起・発展していくということである。

妄想が活発な発展を遂げ、それなりに系統立った物語を作り上げていく可能性は、精神分裂病においてもっとも高い。ここでは一一九頁に例示したケースについて、分裂病患者の内面ではどのように精神が機能していくかを見ていきたい。内容をもう一度ここに書き写しておく。

●切手を貼ろうとして裏の糊を舐めたら、ひどくおかしな味がしました。こんなことは今までになかったことです。舌が痺れたような気がしました。これは危険だと思って、とにかく残りの切手は全部捨てましたが、案の定、投函した手紙は先方に届いていなかったようです。なにしろ、今に至っても返事がないのですから。まったく巧妙な妨害がなされていて、このままでは自分の身にも何が起きるか分かったものではありません。

どうやら事の始まりは、切手の裏を舐めたらおかしな味がしたことにあるらしい。味覚などというものは、体調や気分次第で大きく変動し得るものである。もともと糊の味なんぞ言葉では表現しきれぬ妙なものであり、「おかしな味」であるのは今更はじまったことではあるまい。普段は切手の裏側の味などに頓着していなかったのが、たまたま意識し気付いただけの話、というのが実情であろう。

このように些細なことに対して疑惑が生じ膨らんでいく経緯は、マダム・アントワーヌ・ド・カラメが家具の位置の僅かな変化（本当に変化があったのか否かは、まったく彼女の主観にまかされているのだが……）から侵入者の存在を確信したプロセスにそっくりといえよう。他人からすれば穿《うが》ち過ぎとしか思えぬ推測を持つに至るとき、患者の内面には漠然とした胸騒ぎや不安感、訝《いぶか》しさ、予感、不審の念といったものが渦巻いているのが常であり、それはまさに病的過程の反映である。彼らは心を病んだゆえに、「隠された意味」に飢えてしまうのである。

そんな飢えが嵩《こう》じて、ときにはあらゆる事象が過剰な「ほのめかし」に満たされているように感じられ、もどかしさと不安とに耐えきれない患者が錯乱してしまうことすらある。ローベルト・ムージルの長編小説「テルレスの惑乱」(『ムージル著作集』第七巻所収/鎌田道生、久山秀貞訳/松籟社、一九九五)には、あたかもそのような心の震えを描写したかのごとき場面が出てくるので、以下に引用してみたい。

事物も出来事も人間も、なにか二重の意味を持つものとして感じ取るという感覚が狂気のようにテルレスを襲った。つまり、一方ではそれらの発明者の力によって無邪気な説明の言葉に縛りつけられているものとして、他方では今にもその言葉から身を振り解《ほど》こうとするまったく異質のものとしてそれらを感じ取る感覚であった。
たしかに、あらゆるものに対して単純で自然な説明が存在する。テルレスもそれは知っていた。しかしその説明も、彼が不安に怯《おび》えつつ驚いたことには、内部を暴き出すことなく、一番外の表皮を剝ぎ取ることに過ぎないように思われた。

今やテルレスには、たとえ普通で当たり前の筈のものであっても、そこに何か別の意味や意思、企みが秘められていると疑わずにはいられなくなっている。
切手の裏の糊に違和感を抱いた病者もまた、その瞬間に、新しい意味の顕現を感じ取っている。切手からは日用品としての親しみの感覚が失せ、敵意と毒々しさが突出してきている。自分の周囲に陰謀だか策略だかの意思が遍在していることが直観される。あわてて彼は残りの切手を捨てるが、投函した手紙が先方に届いていないことから「巧妙な妨害」を察知する。「案の定」という言葉によって、あらゆる事象はすべて邪悪な意思のもとに統括されていることが裏付けられていく。自分を取り巻く世界は、油断のならない不吉な相貌を帯びていく。

解読される違和感（2）

妄想の成立に関しては、小見山実による秀逸な論文「分裂病性妄想について――物語性、偶然性および妥当性の問題」（宮本忠雄ら編『分裂病の世界』所収／岩崎学術出版社、一九九二）が重要な示唆を与えてくれる。

小見山は記す、「病者はある事象が何か意味があり、自分に向けられたものであることを確信する。そして、それを引き起こしたのは誰か、また何のためにやったのかを考えはじめる。妄想はこのように見えざる起因者、かくされた動機や目的を明らかにしようとする探究運動である」。

患者（病者）は、素人探偵と化すことによって自らを妄想の世界へ置くようになる。が、そもそも「見えざる起因者」が白日の元に曝《さら》されるわけがない。動機や目的が判明する筈などない。尻尾をつかむことに患者は決して成功しない。起因者はつねに黒幕として事象の背後に潜んだままである。

かくして探偵を演ずる患者の探究運動は、さながらラッキョウの皮を剝いていくような不毛な行為とならざるを得ない。家族は近隣や親戚に洗脳され、そんな彼らは会社や組合に操られ、それはテレビ局や警察や政治団体に操作され、さらにそれらは国家組織に統括され、しかもそれはフリーメーソンなどの国際秘密組織の意思によって動かされ、やがて黒幕の正体は神秘的なものや宇宙スケールにまで達するようになる。必然的に、荒唐無稽の度合いを強めていくのである。

分裂病の訴えでお馴染みの「電波」「盗聴器」「脳波」「テレパシー」といったアイテムもまた、秘密組織や黒幕といった匿名性を帯びた存在と軌を一にしている。正体がどうもはっきりしないが、明らかに大きな影響力を秘めたものという意味において。したがって、分裂病妄想では特有のキッチュさが伴いがちで、それは黒幕にしても電波や盗聴器にしても患者が実際に目にしたわけではなく、むしろ世間話やB級ジャーナリズム、大衆小説といったあたりから仕入れた胡散臭い知識がソースとなっているとおぼしいからであろう。おそらく、さきほどの「切手の裏の糊を舐めたら、ひどくおかしな味がして云々」のケースにしても、そんな企みを図ったのはＣＩＡだか秘密組織だかで、一味は電波を使って自分の思考を読み取るなどと安直な物語を発展させていくに違いないのである。

妄想の発展には、偶然性に対する考え方も大きく作用してくる。もういちどさきほどのケースを検討してみるなら、投函した手紙が届かなかったのは、事故かもしれないし、また本当に届いたか否かの判断を相手からの返信の有無で判断している。返事がなかったことには、いくらでも理由があり得る。「巧妙な妨害」によると言い切る必然性など、どこにもない筈なのである。にもかかわらず患者は、何者かによる組織的な嫌がらせが生じていることを確信している。

いずれにせよ、このような出来事に意味があるかないかは、可能性（possibility）に属する事柄である。（中略）一方、妄想患者では、その点は不問に付され、意味があることは動かしがたい既定の事実になっている。つまり、意味がありうるという可能性が、ただちに現実性（actuality）となったとき、妄想的事態は発生するといえる。そのような跳躍は、可能性から一切の偶然性（contingency）が排除されることによってなされるから、妄想とは偶然性が欠如した様態として把握されるであろう。

と、小見山は述べている。あらゆる偶然性を排して特定のベクトルを持った「理由」や「意思」を読み取ろうとするとき、背後に暗躍する黒幕の姿がまざまざと察知されてくるということになる。不幸にも患者には、「たまたま」「図らずも」「事実は小説よりも奇なり」といったことを笑って受け流すだけの余裕がないのである。

すり替えられた家、すり替えられた街

日常の些細な変事から演算される妄想のストーリーは、屋根裏の散歩者や謎の侵入者、スパイ組織の暗躍といった物語だけに限られたわけではない。別な物語もまた、病者によって大真面目に語られることがある。

「内と外の構造から見た〝家のすり替え妄想〟」という論文があって（柴山雅俊『臨床精神医学』二二巻一二号、一九九三）、ここでは、ちょっとした違和感や不信感から端を発して、ある老婦人がやがて自分の家そのものがすり替えられてしまったという奇想天外な主張を繰り広げるに至っている。

三人の子供を持った主婦であった彼女は、もともと几帳面な傾向が強く、わざわざ円グラフの日課表を作り、それに沿って生活を営んでいたほどであったという。人付き合いは悪く、子供たちが巣立ったあとは、彼らに自宅の合鍵を渡したり泊まらせることもなかった。孫を可愛がることもなかった。執着心が強く、用心深く、「細かいことでも何でも記録しておきたい性分」であった。世間から孤立し、夫に頼ってひっそりとした日々を送っていた。

そんな老婦人の生活に変化が訪れたのは、夫の病死によってであった。一年近くの

闘病を経ての死去であったが、予想に反して、彼女は取り乱すことがなかった。涙ひとつこぼすことはなかった。しかし葬儀を終えると、葬儀屋の寄越した請求金額が実際とは違うとか、デパートに依頼した香典返しの品物について「騙された。品物の金属が違う。偽物だ」と言いだし、また相続問題で雇った税理士が偽者だと言い張り（なぜならその人の話は腑に落ちないし、書くものに誤字脱字が多く内容がないから）、次第に不穏を呈するようになっていった。偽の税理士が財産を狙っているといった被害妄想が前景に立ち、「お金はない。引き出しのお金は偽札だから使えない」とあらゆる支払いを拒否したりもするようになった。

トラブルが重なり、またあまりにも精神状態が落ち着かないために彼女は子供たちによって入院をさせられたのだが、入院直前には「家の中の物が全部替わってしまった。掛けてある絵や夫の写真も替わってしまった。お金も偽札をもたされてしまった。誰かが鍵を使って入り込んで、こっそりとすり替えた。庭も替わってしまった」と訴えていた。

入院後に、老婦人が語った言葉の一部を引用すると、

「目もよく見えないんです。眼鏡を取り替えられてしまったので、度が合ってないんです」

「家の全体が気になる。廊下の材木でも何でも全部が他のものになっている。ありとあらゆるものが全部今までのものと違う。もう手がつけられない」

「この服も替わっている。自分の身体も、もしかしたら替わっているかもしれない」

「すべてがそっくりのものに替えられている。金色の置き時計とかの重さも二倍以上違っていた。まったく似ているけど違うんですよ。よく見れば誰でも分かるんです。よそ行きの腕時計も盗られてしまって、代わりにつまらない時計が押し込まれている。ガスの火の出方も違う」

約三ヵ月の入院を経て彼女は自宅へ戻った。落ち着きを取り戻し、再び平穏で自閉的な生活を再開したものの、外来では担当医に、「人が家に侵入して、引き出しの中が荒らされたのは事実ですけど、家具とかが全部すり替わっていると言ったのは思い違いでした」と語った。診断については、「パラノイア型意識をもった妄想型（躁）うつ病、あるいは（躁）うつ病圏の妄想反応」ということで、ただしドクターによっては老年期妄想状態とか退行期パラノイアなどとカルテに書き込んだかもしれない。

老婦人は自分の家へ侵入した者がいる（それはどうやら偽税理士の仲間らしい）と信じ、また家の中のさまざまなものを安物や偽物に取り替えられたと考えるようになった。そうした思い込みはどんどんエスカレートし、あらゆる品物が「偽物」性を帯びるようになり、ついには家全体や庭までが「偽物」と化してしまった。

家や庭がすり替えられてしまうということは、おそらくどこか他所に「本物」の家や庭が存在しているということだろう。ここにおいて病者の物語は、もはや天井裏に何者かが住みついているとか、スパイの一味が侵入して探索していくといったストーリーではなく、パラレル・ワールドに放り出された人間の冒険物語に似た体裁をなしていく。しかも「この服も替わっている。自分の身体も、もしかしたら替わっているかもしれない」といった発言からは、一種の変身譚の要素も加味されてくるかもしれない。

米国ミシガン医科大学のトンプソンらによる報告（M. I. Thompson et al.: Misidentification of a City, *Am J Psychiatry* 137 : 10, 1980）には、三二歳になる妄想型分裂病のケースが記載されているが、彼は自分のいる街が偽物であると主張していた。「本物」の街の他に、そっくりに作られしかも彼の家族を含め住民もまた偽者である「模造」の街が八つほどあり、自分はそのことに気付かぬまま今までそれらの街で過ごしてきた。そこにはまた、自分がいないときには別人が自分を装って暮らしている。なぜそれが分かったかというと、とにかくどこか違和感があったからで、また模造の街はひょっとしたらロシアに作られていたのではないかと疑っていたが、どうやらアメリカ国内にあるらしい、と。

アメリカにあるのとそっくりな偽物の街がロシアにあるといった発想は、まことに時代性を反映している気がするが、とにかくこの米国人男性は日常の違和感に対して「模造の街」といった壮大な妄想を発展させてしまっていたのである。もしかするとそのアイディアの背景には、都市伝説的な与太話として「ロシアではアメリカの街と瓜二つの街を秘かに国内へ建設して、そこでスパイ候補生をアメリカ生活に慣れさせてから西側へ送り込んでいる」といった噂があったからかもしれない。実際、そんな話を聞かされた覚えがあるし（ただし誰に、どんなふうに聞いたかの詳細が思い出せないあたりがまさに都市伝説といったところなのだろうか）、ロシアに建設された模造の街といったテーマで書かれた小説を、少なくともわたしは二冊読んだ覚えがある。

そのうちの一冊、エリック・ローランの『メランコリー作戦』（榊原晃三訳／新潮文庫、一九九二）の一部を引用すると――

その、周囲七十キロあまりの特別地域には、アメリカの小都市の複製が、正確に、おどろくべきリアリズムで作られていた。そこがソ連だと思わせるものは何一つなかった。その地域は、内務人民委員会（ＮＫＶＤ）を含むあらゆる公権力機関の支配を免れていた。スターリンが作戦を一手に指揮しており、彼の意思に背こうとする者は一人もいなかった。

二百人の若者たちがまがいものの街に住み、着るものも食べるものも教育も西側の人と同じだった。マルトフの目的は、二年間の〃浸透〃がすんだら、新しい過去と見破られない身元をあたえ、大多数を西側へ送りこむことだった。

アメリカ北東部に実在する街の複製が、一九五〇年代にソ連領リトアニアに再現されていたという設定で小説は書かれていたのである。

いっぽうボブ・ライスの『ラスト・スパイ』（公手成幸訳／扶桑社海外文庫、一九九四）では、複製の街がシベリアに作られる。鷲田小彌太による巻末解説から引用してみる。

……六一年、KGB（国家保安委員会）議長によって、極秘に創設された、スパイ組織「ティーンエイジャー」である。ソ連の最終的勝利を確保するために放たれた、「最後のスパイ」であった。しかも、この組織は尋常ではなかった。

全員が、両親のいない孤児で、全国の国営ホームから集められた、特殊な才能に恵まれた天才児たちから成り立っている。しかも、彼らは、幼児期から、アメリカに実在する町を模倣したシベリアの人工の町で、アメリカ人と同時進行的な生活をし、アメリカ人たるべく育てられ、教育されたのである。

「完全」なアメリカ人として成長することに成功した十七名だけが、十七歳のとき、アメリカに潜行し、普通のアメリカ人として生活し、十七年がたった。二名は挫折する。

しかし、残りの十五名は、アメリカ社会の各分野で、重要な役割を演じるまでになっている。


馬鹿げたプロットではあるけれども、リトアニアやシベリアに精巧な米国の街のレプリカが作られ、その限定された小世界でスパイ候補生たちがロックンロールとハンバーガー、流線型の自動車やリーバイスといったものに漬かって生活しているといった構図には、妙に人の心を奪う何かが宿っている。わたしはこのような設定を備えた「物語の胚珠」が、まごう方なく自分の心の中に埋まっている感触を覚えずにはいられない。

いささか話が脱線して恐縮だが、数年前わたしは、福生にある米軍基地へ講演に行ったことがある。空軍で働く日本人職員を対象に、職場の精神衛生といったテーマで喋りに赴いたのであった。会場は、どこかホールとか研修室のようなところだろうと予想していたら、意外な場所にわたしは連れて行かれた。

基地内にある映画館だったのである。

基地の米兵専用だから、昼間は映画館は使われていない。シートはずらりと並んでいるし、わたしがスクリーンの前の舞台に立って話をすれば会場設定の手間も省けるというわけなのであった。

滑走路の脇に建てられた映画館は、まさにどこかアメリカの街に実在する映画館そのもの、あるいは精巧なレプリカといった趣であった。グリーン系のペンキが塗られた建物で、さながらボクダノヴィッチ監督の映画『ラスト・ショー』にでも出てきそうに見える。ロビーに貼ってあるポスターは、まだ日本では当分封切りになりそうもない作品ばかりである。売店には、米国サイズのカップでコークやポップコーンが用意され、値段はもちろん$である。建物の中の匂いまでもが、ボール紙やパルプみたいなあの独特のアメリカの香りなのである。

電気を灯してもなお薄暗い映画館の中で、およそ会場の雰囲気には似つかわしくない精神衛生講話をわたしは語ったのであったが、電車とタクシーを乗り継いでやってきたこの場所が、そもそも日本の中なのにまったくのアメリカそのもので（法律的には本物のアメリカなのである）、しかも米兵向けの映画館などといった意外性に満ちた会場で喋るということが、あたかも現実とニセモノとの間を往来しているような不思議な感覚をわたしに与えた。それは仲の良い友人に実は双子の兄弟がいて、両者が並んで立っているところをしげしげと眺める機会を与えられたときのように、好奇心と理性と驚異とが程よく組み合わさって出来上がった「ふわふわした」気分なのであった。

そんな「ふわふわした」気分をわたしは、精神的に余裕があったがために楽しむことが出来た。しかし病的な精神状態に追い込まれた人物においては、こうした気分がそのまま詭計や奸計を疑う素地となり、現実は変容して妄想が奇怪な枝葉を広げていくのだろうなあと実感されたのである。

百面相役者

江戸川乱歩の短編に、「百面相役者」という題の作品がある。小咄みたいなストーリーであるが、描写には乱歩の趣味が濃厚にあらわれている。そもそも事件の起きた日からして「おさえつけられるような、いやにドロンと曇った春先の或る日曜日だった」というのだから。

語り手である「僕」は、中学時代の先輩で今は新聞社の編集部に勤めるRと、観音様の境内で催されている見せ物小屋へ出掛けて行く。おどろおどろしい看板には、

新帰朝百面相役者××丈出演

探偵奇聞『怪美人』五幕

と、書かれている。「神出鬼没の怪美人を主人公とする、非常に変化に富んだ一種の探偵劇」が小屋では行われていて、その怪美人の役を看板にうたわれていた百面相役者が演じていた。彼の、舞台での早変わり、変装の見事さが売り物の舞台なのであった。

変装はまことに巧みなもので、客席の最前列に陣取って目を凝らしていても、見破ることが出来ない。メークで誤魔化せる限界を越えている。「僕」は驚嘆しながらRにそっと聞いてみる。

「あれはほんとうに同一人なのでしょうか。もしや、百面相役者というのは一人ではなくて、大勢の替玉を引っくるめての名称で、それがかわるがわる現われているのではないでしょうか」

しかし人が入れ替わっている気配はない。舞台を凝視していれば分かる。それに顔は変わっても声が同じトーンで、それがあくまでも同一人物の変装であることを証拠立てているように思われるのである。

感服した「僕」に向かって、帰り道にRは途方もない話をはじめる。最近、土葬された遺体が掘り出され、頭部のみが切断され持ち去られる猟奇事件が続発していると(時代設定が日露戦争直後となっているので、土葬は珍しくなかった)。ひょっとしたら、あの百面相役者は死体から顔を剝いで肉面を作り、それを被ることによってあれほど迫真の変装をしてみせているのではないかというのである。その推測を裏付けるような奇怪な傍証を提示して、Rは「僕」に意見を求めるのであった。

おお、「人肉の面」！　なんという奇怪な、犯罪者の独創であろう。なるほど、それは不可能なことではない。たくみに顔の皮をはいで、剝製にして、その上から化粧をほどこせば、立派な「人肉の面」が出来上がるに相違いない。では、あの百面相役者の、その名にふさわしい幾多の変装姿はそれぞれに、かつてこの世に実在した人物だったのか。

「僕」は青ざめ、その恐ろしい考えに取り憑かれてしまう。

しかし乱歩の作品にしばしば見られるように、百面相役者肉面説はRが「僕」をからかっていただけで、一種のジョークであったことが判明して物語は終わる。まことに呆気ない話で、けれども作者のグロテスク趣味を素直に楽しむぶんにはあながち駄作と切り捨てるほどのものではない。

なぜわたしがこの小説の紹介をしたかというと、西田博文らによる「妄想性人物誤認症候群の分類試案と発達・退行論的理解」という論文（『精神神経学雑誌』第九八巻八号、一九九六）の中の症例に、こんな箇所があったからである。ある中年女性が興奮状態を呈し（診断名保留）、夫のKが偽者（替え玉）ではないか、Kの弟が夫になりすましているのではないのか、と騒ぎたてたときに医師へ語った台詞である。

「……前の夫のKはすでに死んでしまっているような気がする。死ぬ前にKの弟が整形手術で顔を変えているんじゃないかと思う。死んだKの顔の皮をはいで弟がかぶったんじゃないかとも思うんですが、先生はそんなご経験がおありですか」

台詞の最後に「先生はそんなご経験がおありですか」と妙に馴れ馴れしい調子で付け加えるあたりに、病者のリアリティーというか臨場感を覚えずにはいられない。まあそのことはさて置き、身近な人物が他人とすり替わっているといった妄想パターンがあって、替え玉妄想とかカプグラ症状と命名されているのであるが、分裂病のみならずさまざまな精神疾患で観察される。たとえば夫や両親・同胞などの顔つきに些細な違和感を感知し（感知するほうは精神を患っているのだから、普段とは異なった感触を見慣れた相手に覚えても不思議はない。また相手のほうも発病した本人に戸惑って、普段とは態度や表情が微妙に変わることは当然であろう）、室内の様子がどこか違うといった印象から謎の侵入者の存在を直観してしまうケースのように、顔の違和感から相手を偽者と決めつけてしまう。その際に、変装をしたとか一卵性双生児がいたのだとか整形手術を受けただとか、あまりにも通俗探偵小説めいたトリックが病者から説明として語られるのが常なのである。しかしさすがに肉面をかぶるといった発想は聞いたことがなかったので、わたしはそこから乱歩の「百面相役者」を連想してしまったわけである。

身近な人物が他人とすり替わるという物語が精神科の診察室でときおり聞かれる事実からは、替え玉というイメージが我々の心の深層に普遍的な位置を占めているといった得心が生じてくる。新聞に「替え玉受験」の事件がいかにも面白可笑しく報道されているのを目にしたり、ヒトラーの死体はニセモノで本人はブラジルへ逃亡して第三帝国再起を図っていたなどの珍説、フセインには少なくとも五人の影武者がいるといった類のまことしやかな解説などを耳にするにつけ、我々は本当のところいつも「見事な替え玉」「そっくりな別人」「精巧なレプリカ」といったものを待望しつづけているような気がしてならない。事実上判別不能な偽者（偽物）の存在を措定するとは、現実をあっさりと否定して別な世界を再構築し得る便利至極な装置を持ち出すということなのだから、そこに欲望や不安が託されるのは当然のことである。そういった意味で、レプリカにはきわめて「夢」に近い性質が備わっているように思われる。

野暮という感触

久住昌之の編になる『夢蔵』という本がある（情報センター出版局、一九九五）。いろいろな人が見た面白そうな夢を紹介し、しかもその夢を彼が絵にして載せてある。一頁に夢がひとつ。一種の夢図鑑のようなもので、ただし夢占いや精神分析のように解釈や意味付けはなされていない。夢を見た本人から聞いた説明が添えてあるだけ。同書のまえがきで、久住は記している。


最初に夢の絵に興味を持ったのは、つげ義春さんのマンガだった。

それも一番有名な『ねじ式』ではなくて、『コマツ岬の生活』というマンガで、当時つげさんは『必殺するめ固め』など夢をもとにした傑作マンガをどんどん発表していた。

ボクは一読して、弟と爆笑し、

「夢っぽーい‼」

と声をそろえていた。ボクが二〇歳前後の頃だ。そんな夢は見たこともないにもかかわらず、つげさんの絵には、まさに夢のリアリズムのようなものがあった。

ここで触れられているような『コマツ岬の生活』には、世間一般で考えられているような「夢的なもの」は登場してこない。ファンタジーめいた不条理さとか超現実的な描写、不思議議の国のアリス的なトーンなどにあふれているわけではない。そのような「いかにも」といった要素は乏しい。しかし確かに夢っぽい肌ざわりはある。物語性の欠落の仕方や漠然とした不安定感、妙な呆気なさ、技術的問題とは別な文脈としか思えないデッサンの歪みなどが違和感と既視感との奇妙な混交を生じさせ、そういったものがまぎれもなくかつて作者の夢として見られたであろうことを読者に強く印象づけるのである。

詩人の川田絢音の作品集『空中楼閣』（書肆山田、一九九二）は、副題が「夢のノート」となっており、なるほど収録されている内容はどれもいかにも「夢っぽい」。たとえば「二枚の布」と題された作品は、

「こねて混ぜあわせるように」と指示されてやってみるのだが、よく見るとそれは薄い二枚の布で、とても混じりあわず難しい。

と、たった二行だけである。また「実行力」と題された作品では、

凍ったようにはりつめたわたしの背中にだれか男の人が手をあてがって、「実行力を大、中、小に分けると、小だ」と検べている。

とこれまた、たった二行である。しかしどちらも、夢の記録であるに違いないと思わせるものが伝わってくる。その要素を上手く言葉では説明しきれないけれど、ここには夢のリアリズムとでもいうべきものが確かに存在している。

ところで妄想についても、やはり独特の「妄想っぽさ」とでも称すべきトーンをわたしはいつも感じてしまうのである。法螺話や意図的に作られた話とは明らかに違う肌ざわりが、病者の妄想からありありと伝わってくる。いったいその感触を何と説明すれば良いのだろうか。

わたしにとって妄想っぽさ、妄想のリアリズムといったものは、どこか野暮くさい雰囲気に通ずるものである。夢には夢なりのリアリズムがあるのと同様に、妄想には妄想なりの独自な感触――すなわちどこか野暮ったく泥臭いものがそれとなくまつわっている気がしてしまうのである。

何者かが木造モルタル住宅の天井裏に住みついてこそこそと盗みを働くとか、巧みに変装した男がいつも電柱の陰に隠れながら尾行してくるとか、自分が眠っているあいだにスパイの一味が脳波を使って記憶を読み取ってしまうとか、あらゆるバイ菌を殺せるうえに人体には無害な光線を発する装置を発明したとか、会社の上司が留守中のアパートに忍び込んでは自分に不利な材料を捜して公安警察へ流しているとか、新劇のスターである某と自分とは兄弟であったが幼い頃に養子に出されたのだとか、自分の秘密がテレビ局に筒抜けになっているらしいとか、理髪店の店主も時計屋の店員もみな義兄の変装で彼はそうした策略で自分を陥れようとしているとか、そういった種々様々な妄想からは驚異とか奇警といった形容よりは、むしろどこかしらアナクロニズムで垢抜《あかぬ》けず、「野暮ったい」といった印象こそが思い浮かんでしまう。ちっとも驚愕の内容ではないし、詩的でもない。奔放なイマジネーションの発露とも思えない。戦前の大衆娯楽雑誌に掲載された空想科学小説か猟奇探偵小説のセンスである。驚くべきは、むしろそんな下らぬ妄想を本気で信じている病者本人に対してであろう。

野暮であるとはどのようなことなのだろうか。その言葉には、感性の鈍さ、自己批判性の欠如、古臭さ、無自覚な世俗性といった意味合いが含まれているに違いない。そして妄想を語る患者たちの内面には、そうした要素が横溢している。彼らは妄想の馬鹿馬鹿しさや非常識さを疑ったり恥じることがない。批判されればされるほど妄想へ執着し、妙に疑い深かったり神経質ではあっても一社会人としてはきわめて鈍感である。しかも妄想の内容は、切実であると同時におそろしく俗っぽい。大仰で古めかしいセンス、月並みな価値観やいじらしい欲望が容易に透けて見える。人間全てに共通する根源的な弱点をそこに見いだすことは可能だし、追い詰められた患者の苦しみを見て取ることも難しくはない。だがそれと同時に、彼らは依怙地でみっともなく、しかも類型的でキッチュでしかないことをも我々は知っている。そういったマイナス要素が、野暮といったイメージにつながっていくのだろう。

あるいはむしろ土俗的といった言葉が連想されることすらある。土俗的であるとは、土地にこだわり因習にこだわり血縁にこだわることであろう。旧弊で保守的、相互監視の行き届いたムラ社会が思い浮かぶ。それは妄想患者たちの世俗性や権威主義的な価値観と大きく変わるところがない。出自や家系への強い関心、疎外されるがゆえになおさら際立つ地域共同体への拘泥、プライバシーが侵されるというテーマの突出、立身出世への憧れを反映したかのような奇天烈な誇大感、頑迷さや精神的視野の狭さといったものが、ひどく泥臭いトーンで迫ってくる。おまけに、わたしにとって土俗的なものからの連想は座敷牢とか『ドグラ・マグラ』といったものにまで及び、なおさら暗く陰惨なものが感じられてきてしまう。

妄想とは、誰もが心に内在させている「物語の胚珠」が、世俗性やキッチュさを取り込みつつ奇形な成長を遂げた産物である。それは精神の古層へと根を張っている。馬鹿げた実を結ばせつつ、根の先端は心の奥底をまさぐっている。だからこそ病者に接した人々は、遠く忘れ去った暗い記憶を触発されずにはいられない。

たとえ妄想の中に先端エレクトロニクス技術だとかクローンなどトピック的なアイテムが取り込まれていたとしても、依然として妄想は野暮ったくて土俗めいたものでしかない。毒々しいばかりでどこか時代錯誤な印象がつきまとう。妄想の肌ざわりとは、そのようにアナクロで卑俗なものなのである。

既視感

原題を *Déjà Vu*、翻訳されたときの題名が「二度死んだ男」という短編小説を読んだことがある（ダグ・アリン著、坂本憲一訳、『ミステリマガジン』一九九〇年三月号所収）。編集者が添えた内容紹介には「死体処理場での不思議な既視感をテーマにしている」と書かれ、またわたしのほうもかつて既視感《デジャ・ヴュ》を扱った小説をチェックしていたことがあった関係で、大いに期待をして読みはじめたのであった。

主人公のマックスウェルは、もぐりの葬儀屋へ勤めるアル中男である。事故や殺人などで損壊した遺体をきれいに修復し、防腐保存処置をするのが仕事で、そんな技術を身につけたのはベトナム戦争へ送り込まれたときであった。戦争体験がマックスに技術を習得させ、また人生観を変えさせ、アル中の「はみだし者」へと彼を追いやったのである。

その日マックスは、葬儀屋へ運ばれてきた死体を前にして奇妙な気分に陥る。一五年ほど前に、彼は目の前の死体と瓜二つの顔をした男の死体に防腐保存処置を施した覚えがあるのだ。事故によって傷つけられた顔を丁寧に縫合したので、その際に顔をしげしげと眺めている。たんなる錯覚や気のせいとは到底思えない。同じ男が二度死んで、二度ともマックスの前へ運ばれてきたとしか考えられない。タイトルは、そんな彼の困惑に由来してつけられている。

どうにも気掛かりなので、マックスは独自に調査をはじめる。が、なかなか事態は判然としてこない。何か「ウラ」があって、それについて隠蔽工作のなされた形跡がある。仕方なく彼は、「二度目に死んだ」男が勤めていた場所を訪ねてみることにした。勤め先はさる大金持ちの屋敷で、「近くで見ると、邸宅は予想以上に大きかった。丘陵の斜面にそびえる四階建ての巨大なモダニズム建築である。屋根は石板葺き、壁はガラスで、緩やかにカーブするコンクリートの長いランプが建物の各層をつないでいた」。そんなどこか現実離れした広大な屋敷にマックスは入っていく。

ドーベルマンを連れた謎の東洋人があらわれ、事務を司《つかさど》っているらしい年配の男の前へと案内される。そこでマックスは「二度目に死んだ」男について情報を得ようとする。ことに彼には双子の身内はいなかったか、と。

しかしマックスは犬でも追い払うように追い返され、おまけに屋敷から何らかの手が伸びたらしく、葬儀屋を解雇されてしまう。いよいよ胡散《うさん》臭いことになってきた。

バーで憂さを晴らしているマックスの前に、再び謎の東洋人があらわれ、彼を屋敷へ連れ戻した。今度は女主人のミセス・シャーロット・ヘルフォードという老女が彼を待ち構えていた。どうやらマックスを路頭に迷わせてしまうと、かえって厄介なことになると考えたらしかった。彼女はマックスに、五〇〇〇ドルを払うから全てを忘れるようにと要求してくる。買収を図ってきたのである。

鬱屈した気分のマックスは申し出を断り、部屋を出ていく。そのまま帰ろうとしたが、迷路のような屋敷の中で方角を失ってしまう。やがて彼は、不思議な部屋に迷い込んでしまう。ナット・キング・コールの〈スター・ダスト〉が流れ、まるで時が止まったように故人の記念品が飾られた部屋である。壁には古い写真が何枚も貼ってあり、肖像画も掛かっている。その絵やセピア色の写真に目をとめたとき、マックスは意外なことを知る。「二度死んだ」男の顔が、絵や写真の中で微笑んでいたからである。そこにミセス・シャーロットが姿をあらわし、謎解きが行われる。

そもそも「二度死んだ」男とは、ミセス・シャーロットの一人息子であるジェイソンであった。彼は一九五〇年に朝鮮で戦死してしまった。しかし母親はその事実を認めきれず、また息子なしの生活に我慢することも出来なかった。そこで、あり余る金によって、彼女は途方もない解決法を考えた。売れない俳優をロサンゼルスで見つけては（もちろん体型や面差しはジェイソンに似たタイプ）、サラリーに年一〇万ドルの手当てを加えて三年間の契約で整形手術を受けさせ、ジェイソンになりきってもらう。そういった形で、若いままの息子を彼女は延々と手元に置きつづけてきたのであった。マックスが葬儀屋で出会った二名はそうした契約俳優だったのだが、再び整形手術で元の顔に戻る前に、不幸にして事故で死んでしまった姿だったのである。

呆れ顔で、マックスは言い放った。

「あなたは気が狂っているんだ、そう思いませんか?」

「そう言われました」彼女は侮辱を受けたふうもなく、平然と言った。「臨床用語では病的妄想です。しばらくの間、精神分析治療にも耐えました。でも最後に気がついたのです。わたしに残されている数少ない楽しみの源を取り除くのに、自分がずいぶんと無駄なお金を使っていることに。わたしの妄想を治すよりも、それを楽しんだ方がずっと満足がいくだろうと判断したのです」

「それで、彼ら――俳優たちはどうなるんです?　つまり彼らの契約が切れたときには?」

「彼らは――作り変えられて、また別の人物へと移行するのです。もちろん、彼らが秘密を明かさないかぎり、かなりな額の収入が保証されます」

物語の最後で、マックスはミセス・シャーロットから、整形手術を受けてあらたな偽・ジェイソンになってみないかと持ちかけられる。なるほど伏線として、マックスと「二度死んだ」男とはどこか似たような顔だちをしていたことがさり気なく書かれていたことに、読者は気付く。そして彼が、彼女の申し出に興味を示しかけたところで小説は終わる。結局のところ、「二度死んだ」男に防腐保存処置をした男もまた同じ顔と化してしまうという、皮肉でグロテスクな構図の成立によって、物語は幕を閉じるのであった。

怪しげなキーワード

この作品は一九八九年のMWA最優秀短編賞の候補作だったそうで、それだけプロの間でも高い評価を受けた作品であったのだろう。少なくとも、かつて防腐保存処置を施した筈の男が再び新鮮な死体となって出現するという不可能興味満点のシチュエーションは読者を最後まで引っ張っていくし、最後のオチも気が利いている。ただし謎解きとしての観点からは、整形手術が安易に用いられたり、妄想に取り憑かれた富豪が登場するなど、いまひとつお手軽な感は否めない。もっとも全体のトーンが奇譚めいていて、必ずしもリアリティーがなければ不自然となってしまうわけではないので、それはそれで構わないのかもしれないが。

さてわたしが「二度死んだ男」のことを引き合いに出したのは、作品の中には実にまあ沢山のキーワードがちりばめられていることに驚いたからなのである。キーワード——すなわち噂だとか伝奇、怪しげな話や都市伝説などを成立させるためには欠かせない道具立て、曖昧かつイージーな説明装置、通俗性に満ちた演出——そのようなものを指向する一群の言葉である。ためしにそれらを書き並べてみると、

- 死体処置
- 瓜二つ
- 既視感
- 双生児
- 得体の知れぬ広大な屋敷
- 謎の東洋人
- 陰謀と隠蔽
- 裏工作
- 気の狂った大金持ち
- いわくありげな老婆
- 時間の止まった世界

●整形手術
●行方不明、空白の三年間
●法外なギャラの正体
●役者にもちかけられた奇妙なバイト
●口止め料、口封じ

これらはいずれも、チープなミステリや月並みな怪異譚を作り上げるために頻用されるキーワードないしイメージであろう。どの言葉もきわめて物語性が高く、また通俗的なイメージや先入観をたっぷり含んでいて、まことに饒舌である。むしろパターンとか類型と言い換えたほうが相応《ふさわ》しいかもしれない。えてしてキッチュとかB級の指標とされそうな言葉である。

そして使い古され陳腐といった点では、まことに野暮ったい言葉でもある。実際、都市伝説の類は、たとえ舞台がマクドナルドやケンタッキーフライドチキンの店であったり、高速ハイウェイの路上やユナイテッド航空の中であろうと、あるいは小道具として電子レンジや新型のベンツが扱われていようと、こうしたキーワードが含まれているがために妙に古臭くアナクロめいた印象が伴う。そのレトロな感触の部分こそが、かえって心の深層に働きかけてくるかのように思えたりもする。

都市伝説は意匠を変えてもその根底では、日常生活に対する漠とした不安感や不信感、さもなければ違和感を常に表現しつづけている。安直で凡庸な物語にそれが仮託されているがゆえに、かえって感情の生々しさが等身大で伝わってくる。あまりに良く出来すぎた物語では、むしろ作者の手腕ばかりが屹立してしまうだろう。「安直で凡庸な物語」とは誰もが自由に使うことの出来るコミュニケーション・ツールであり、そのようなものに託してしか上手く表現し得ない感情というものが存在する。だからこそ、どこか聞き覚えのある都市伝説が飽くことなく語られつづけるのである。

そして妄想もまた、誰もが自由に使えるコミュニケーション・ツールとしてのありふれた物語へ、病的な精神状態が「奇妙な憶測、異様な解釈」といったプロセスを通して表現されたものと考えられるだろう。精神病の種類によって、選択されがちな物語（あるいは物語の胚珠）に偏りはあるが、所詮は聞き飽きたようなストーリーばかりであり、にもかかわらず確かに病者の切実さや切迫感は伝わってくるのである。

紋切り型の物語へ事寄せるというその形式において、都市伝説と妄想とは類縁関係にあるとわたしには感じられる。

贋作された都市伝説

さて都市伝説については、『トキオ・ウィルス』と題したなかなか興味深い本がある（村上政彦／講談社、一九九五）。当然のことながら興味深いのには理由があって、それは「偽の都市伝説」のコレクションが一冊の本となっているからである。すなわち、都市伝説の体裁をとった創作を約六〇ほど集めたもので、短いものは数行、長いものでも原稿用紙一〇枚に満たない。

『トキオ・ウィルス』では、「偽の都市伝説」のモザイクを作り上げるに当たって周到な配慮がなされている。まず、掌編それぞれが必ず、「工事現場の警備員がこんな話をしていた」といった具合に、必ず誰それがこんな話をしていたといった形で始められる。すべての作品において話し手は異なり、タクシーの運転手や広告代理店のディレクター、ホテルのバーテンダーや区議会議員の秘書、マンションの管理人や私大の講師、保険の外交員や「釣りをしている男」などまことにバラエティーに富んでいる。しかも話の最後は、「らしいが……」「なのだという……」といった調子で常に「……」で終わる。そうした工夫によって、それぞれの話は語り手の匿名性が担保され、また事実とフィクションとの境界線が不明瞭となっている。

話の中には、オルレアンの噂として知られる更衣室からの消失と人身売買を扱ったストーリーをほぼ忠実に再現したものや、東京タワーの鉄骨には戦車の鉄が溶かされて使われているといった実話（題名を失念したが、ノンフィクションでこの話は出版されたことがある。確か著者は女性であった）、大量飲酒による人体の自然発火といったまことに古典的な奇聞（『陳列棚のフリークス』ヤン・ボンデソン著、松田和也訳／青土社、一九九八、には、伝説や文学や医学論文など幅広い資料に当たって人体自然発火について考察した一章がある）などが含まれ、これらはおそらく著者が確信犯的に挿入することで現実と書物とを融合させようという意図があったのだろう。

さきほど紹介した「二度死んだ男」にも登場したキーワード群は『トキオ・ウィルス』でも散見され（たとえば死体処置、隠蔽、裏工作、いわくありげな老婆、整形手術、行方不明、役者にもちかけられた奇妙なバイト、口封じ等々）、あえてステレオタイプな形でまとめ上げている。また国家による大規模な電話盗聴システムとか、ラジオ放送に紛れ込んだモールス信号のメッセージとか、国際的秘密組織や暗号など、妄想患者によって語られがちなアイテムも少なからず使われている。

さて書名のトキオ・ウィルスであるが、これは人工的に作られた一種の細菌兵器に近いもののようで、秘密組織に属する東京在住のガイジン（これもまた、訝しさを示すキーワードのひとつだろう）によって散布されたらしい。このウィルスに感染すると男性が不妊症となってしまう。そんな噂が断片的に登場するのである。デマのようでもあり、ある程度真実が含まれているようにも思える書き方が採用されている。しかも同書に収録されている最後の物語だけはタイトルがなく、町医者がこんな話をしていた。彼は外務省の課長から聞いたという……

と、たった一行で途絶した形で終わっており、町医者や外務省といった言葉が示唆する「曖昧な何か」のみによって事の重大さが伝わってくる。都市伝説のモザイクの中から、トキオ・ウィルスについての情報が次第に浮かび上がってくる仕掛けとなっており、あたかも胡散臭げな話の中に真実が紛れ込んでいるように思わせるのだけれど、肝心のトキオ・ウィルスにまつわる話もまた胡乱《うろん》なキーワードで組み立てられており、一種の入れ子構造のように感じられてしまうのである。

作者の村上は、都市伝説のスタイルを借りることによって「『東京』というトポスの悪夢と祈りを書いてみたかった」と後書きに述べているが、東京のように混沌として猥雑きわまりない世界を対象とするには、なるほどコミュニケーション・ツールとしての「かつてどこかで耳にしたことがあるような物語」の集積を以てしなければ描ききれない側面があることは、間違いなかろう。

そして都市伝説であるためには、匿名性あるいは没個性的内容が求められるだろう。村上らしさが濃厚に現れていては、都市伝説のフェイクとはなり得ない。都市伝説的なアイテムを意識的に取り入れて書かれた小説は存在するが（たとえば高瀬美恵の長編ホラー『Ａ・ＬＵＭＡ』ぶんか社、一九九八）、都市伝説を原寸大で偽造しつづけてもその試みは、確かにある種の東京の肌ざわりを再現することは出来ようとも、結局のところ都市伝説というものの構造を解説することに終わってしまいかねないのではないのか。誰か他の作家が、村上と同様の方法論で偽・都市伝説コレクションを作り上げたとしたら、作者の名前を入れ換えても誰も気付かないことになってしまうのではないか。

そのようなひどく虚しい作業となってしまう可能性があるにもかかわらず、あえて『トキオ・ウィルス』を書き綴った村上には、没個性を越えて現代人の心理に共通する普遍へ至ろうといった意識があったのだろう。しかし作品としての価値は、その完成度によってではなく、たとえば何の変哲もないあるアメリカの町の写真へ「ロシアに建設された米国そっくりの模造の町」といった注釈を与えるごときメタ・レベルの思いつきに負っているだけのように、わたしには思われたのであった。

都市伝説にせよ妄想にせよ、それらはオリジナリティーの乏しさこそがリアリティーを保証している事実を忘れるわけにはいかない。

◆　◆

妄想は、病んだ精神によってもたらされる現実の変容を、「奇妙な憶測、異様な解釈」を以て説明し確信することによって生まれ出てくるのであった。妄想は他人へ語っても同意を得られることがない。むしろ周囲の賛同を得られず病者が孤立していくことによって、いよいよ妄想は病者にとって確固たるものとなっていくといった、まことに矛盾した性格を持ち合わせている。

都市伝説と称される物語もまた、現実生活の背後に感知される不安感や不信感や違和感に対する「奇妙な憶測、異様な解釈」によって形作られていると考えることが出来るだろう。ただし基本的には面白主義というかエンターテインメント指向があり、また他人に語られたときに何か思い当たる心情（共通感覚）が伏在しているがゆえに共感を得て、噂話としてどんどん流布していくのであった。

双方とも「奇妙な憶測、異様な解釈」といったものから導き出されており、しかもそれは所詮、誰の心の中にもある「物語の胚珠」が発芽したものにほかならない。一見したところはなるほど突飛なイマジネーションと映るかもしれないが、頭を非日常モードへ切り換えてみれば、実際のところは凡庸で月並みなものばかりでしかない。どこかで聞いた覚えがあるようなもどかしさに囚われたり、ときには懐かしい気分さえ生じてしまう。

この点において、真に異様な想像力などというものなど滅多にないのだなあとわたしは実感するのである。そしてキッチュないしはB級的な小説や映画や漫画（すなわち通俗性をマイナスとは考えず、逆に武器にしているような作品群）などに登場するアイテムがしばしば妄想や都市伝説のモチーフと共通することもまた、無理からぬことに気付くのである。

Ⅳ　家の中で起こっていること

バリケードを築く老婆

残暑のきびしいある秋の日、痴呆の老婆を訪問診察したことがあった。

老婆は既に死去した夫が残してくれた一軒家に、経理事務所で働いている中年の娘（離婚歴あり、子供なし）と二人で住んでいた。

存外に広いその家は私鉄の踏切が近いせいで、せわしない警報音がしょっちゅう聞こえてくる。門柱に埋め込まれた表札には未だに夫の名前が書いてあるが、すっかり黒ずんでいて判読が難しい。古ぼけた全体の中で雨樋だけが新しいものに換えられているのが、妙に不自然に映った。庭は無いに等しい狭さだが、安っぽいブロック塀にもたれかかるようにして大きな石灯籠が据えてあるのが奇異であった。日当たりが悪く、家屋は陰気な印象を与えてくる。

世帯主である老婆には、妄想があった。

十数年前、高血圧で治療を受けていた夫が玄関で急死した頃から、いくぶん彼女の記憶が怪しくなったり感情が不安定になってきた。あえて痴呆を疑うほどの能力低下ではなかったが、しばらくすると妄想が出現し、以来老婆は同じ妄想を延々と抱きつづけ、そうこうしているうちに痴呆症状が徐々に顕在化してきたという。

妄想はありありとした内容を含んだまま今に至るまで一〇年近くも持続し、通常は痴呆がひどくなってくると妄想は瓦解してしまうものだが、予想外に痴呆の進行が遅かったこともあって、妄想は延々と彼女の頭の中で息づいてきたのである。医学的には、その経過の長さからしてむしろ珍しい部類に属するだろうし、もともと性格的に偏屈で猜疑心が強かったことを考慮すると、パラノイアに痴呆が重畳した病像といった考えも成り立つかもしれない。

で、肝心の妄想であるが、家の中へギャング（老婆がそのように言ったのである。しかし彼女を含め誰も姿を見た者がいないのだから、ギャングとは称しても実は泥棒の意味であるらしかった）が侵入して次々に物を盗っていくというものであった。妄想の中のギャングは、まさに神出鬼没、とにかくどこからでも室内へ入ってくる。徒党は組んでいない。武器も携えてはいないらしい。

彼女の妄想によれば――ちょっと油断すると、たちまちのうちに、ギャングのために目の前にあったものすら盗み取られてしまう。ときには、食事へ素早く毒を盛られたりする（なぜなら急に味が変わり、体調がおかしくなる）。ときには、賊は「モノを増やしていく」ことがあって、それは鍵の束だったり穴のあいた風呂敷だったりする（わざわざ置き土産をする理由や、なぜ鍵や風呂敷なのかは不明である）。うたた寝をしているあいだに、着ている服の「柄」を変えられてしまうといった悪戯《いたずら》をされたこともあったという。

家を訪問して、わたしは面食らった。ドアを開けると、いきなり洋服簞笥の裏側が目の前を塞いでいる。入ろうとする人間を押し出そうとするかのように簞笥が背を向けて鎮座し、脇のわずかな空間を通り抜けないと動きがつかない。廊下には段ボールや椅子や茶箱や火鉢や百科事典を積み上げたのや、そういった物が上下左右へごちゃごちゃと配置され、ジャングルの中の枝道を進むような具合にしか歩けない。仏壇が窓を覆い隠すように置かれていたり、襖《ふすま》の前に日本人形を収めた大きなガラス・ケースが不安定に二つ重ねてあったり、おまけにその襖には突っかえ棒がしてあって開閉が不能になっていたり、折れた線香が洋間の鍵穴に何本も突っ込んであったりする。

一見したところは、ゴミ屋敷さながらの雑然とした情景であるけれど、しばらく眺めていると老婆の意図が読めてくる。どうやら家具調度を総動員して一種のバリケードを築き、あるいは屋内を歩きづらくすることで、「ギャング」の侵入を防ぎ彼らの暗躍を封じるつもりらしいのである。

あちこちに家具を分散させたせいで、食器を取り出すには廊下の奥、服が要るときには玄関、傘立ては冷蔵庫の横、靴は扇風機を置いた卓の下、本棚は洗濯機と向かい合わせといった具合で、その混沌ぶりに眩暈《めまい》がしそうになってくる。トランジスタラジオと一輪挿しの花瓶とが、なぜかガムテープでぐるぐる巻きにされて束ねられている。旧式の家具調テレビの上には大小のコケシが二、三〇体ばかり、ラッシュ時のプラットホームさながらの様子で林立している。

老婆は、およそ一〇年をかけて家の中をジャングルのような様相に作り上げてきたのであった。自身の居室も、ここは侵入されやすくて危険だからといった理由で、都合三回ほど変更しているという。屋内は見るからに荒れ果て、当然のことながらろくに掃除もされないから埃《ほこり》が堆積し、総じて薄暗く、尋常な光景ではない。娘のほうもすっかり諦め、それというのも母親の異常さを他人に知られるよりはマシと我慢をしているうちに感覚が麻痺してしまったものらしい。けれども最近になって老婆が夜中に興奮して大声を上げ近隣から苦情を寄せられるに至って、ついに娘はSOSを出すことになったのであった。

老婆は家をギャングから守るべく、神経を尖らせながら日々を過ごしていた。服装はだらしなく、髪も伸び放題。山姥のようである。家の中を迷路にしてあるが彼女もまた高齢ゆえか足元がおぼつかなくなっているので、トイレには間に合わないことが多い。そこであちこちの部屋に洗面器を用意してあって、それで用を足すという。老婆の前に座ると、うっすらと尿の臭いが漂ってきた。

挨拶は、痴呆なりに彼女にはきちんと出来た。わたしが訪ねたときは機嫌が良く、夫が生きていた頃の生活や、故郷のことなどを話してくれた。昔のことばかり。現在が平成何年か、季節はいつなのかといったことは、関心もないし知りもしない。同じ昔話が何度か繰り返されるうちに、不意に声をひそめて、老婆はギャングについて教えてくれた。

「とにかく油断がならなくて……」

「それじゃあ、夜もおちおち眠れないのでは？」

「そうそう。やっぱり夜のほうがギャングには好都合でしょ。踏み切りの警報が聞こえなくなると、安心して忍び込んでくるみたい」

「昼間に入ってくることも？」

「もちろん！　わたしのほうも、つい昼間にうつらうつらしてしまうしね。それに娘は仕事に行ってわたし独りしか居ないし」

「そのギャングって、いつも家の中を窺っているんですかね」

「そりゃそうよ。お風呂場にうずくまっていたり、天井裏に隠れていたり……」

侵入者がいつも目と鼻の先に潜んでいかねないのだが、その割には無気味とか不安といった感情には囚《とら》われていないようである。むしろ妄想が出現するようになった当初のほうが、恐怖感を伴っていたようだと娘は語る。恐怖感が薄れるとともに荒唐無稽なトーンに傾きはじめ、しかし近頃では夜になってもろくに眠らないせいで、深夜に取り乱すことが目立ってきたという。

このケースでは、生活リズムの乱れや体力の衰えといった問題に加え、一緒に住んでいる娘のほうが精神的に追い詰められつつあることが気になった。そもそも妄想状態にある母親を自宅へ閉じ込める形のまま（もちろん老婆のほうも、立てこもるといったニュアンスで暮らしていたのだが）、一家の恥として誰にも知られぬようにして一〇年近くを過ごしてきたというそのありように、家族としての病理が感じられた。

そこで精査と治療のために老婆は痴呆病棟へ入院させ、そのことによって家の中に渦巻いていた異様な空気を減圧させ、娘のほうにも気持ちの余裕を取り戻してもらうように図ったのであった。

しかし入院を契機に、それまで交流のなかった親戚がいきなり登場し、精神病院なんかに入れておくわけにはいかないと娘を説得して強引に退院させ、どうやらその親戚が自分の家へと老婆を引き取ったらしいが、以後の消息は分からない。したがって、老婆の妄想がどうなったのかも不明であるが、わたしとしてはハッピーな顚末とは言い難かったという苦い思いがあった。

妄想濃縮装置としての家（1）

あの老婆がいなくなったあと、娘はどんな気持ちで家の中を片づけたのであろうか。家具調度を「まとも」な位置へと移動させながら、彼女は身体を動かすことを通じて母親の妄想を追体験したとも言えるだろう。それは娘にとって、奇怪かつ辛いことであったに違いない。

こうして老婆のことを思い出しながら、彼女もまた天井裏に侵入者が隠れていると口にしていたことにわたしは気付くのである。おそらく日本全国では、ずいぶん沢山の人々が自宅の天井裏に誰かが這い込んでいると信じていることだろう。しかしそのような想像が他人に語られる機会は限られているし、そんな妄言を家族が耳にしても、一家の秘密として隠蔽されてしまうことも少なくないのだろう。

家屋の内部でどれだけ異様な出来事が生起していようと、それが外部へ漏れ出る確率は低い。家の中にバリケードが築かれ迷路が形作られていたり、天井裏の闇に不安と疑惑とが投影されて不可思議なイメージを結んでいたり、およそ外を通り過ぎる他人には窺い知れない奇怪な存在が家屋の中には封じ込められている。本書で何度も語ってきている「幻の同居人」とて、家屋へ封入された狂気のひとつに他ならない。

一〇年近く老婆と共に生活を送ってきた「ギャング」は、分類としては幻の同居人のカテゴリーに属するといえるのかもしれない。おそらく彼女にとっては、娘や親戚などよりも、よほどリアルで身近な存在だったのではないだろうか。あのギャングは必ずしも天井裏に居るとは限らなかったようであるが、いやはや侵入者は家の中のさまざまな場所に居ついてしまうものらしい。

たとえば、『老年精神医学雑誌』の第三巻八号（一九九二）に掲載されている須貝佑一の「老年期の妄想と知的機能」と題された論文に挙げられていた症例はどうであろうか。

アパートへ転居した八〇歳の老婆（何とか日常生活は営めるものの、アルツハイマー型老年痴呆を呈していた）が、転居直後から途方もない訴えをしたというのである。すなわち、押し入れの段ボール箱の中に見知らぬ人物が住みつき、物を盗んでいく、と。彼女の訴えの一部を引用してみると――

……昼間でも図々しくはいりこんで押し入れの中で寝ているんです。買い物で私がいない間に通帳やこった柄の着物を一枚一枚盗んでいくんです。（中略）人の物を黙って着るのは泥棒よ。二度とこられないでしょ、普通の人だったら。それが図々しく箱の中にまたいるんですよ。

そしてその人物の正体については「家を横領するのが専門の人じゃないですか」と、コメントを述べたというのである。

須貝はこの押し入れの中の段ボール箱に住み着いた人物もまた幻の同居人phantom boarders の範疇であるとし、「phantom boarders は知的障害のない機能性疾患に出現するといわれているが、本症例のような痴呆性疾患でもまれならず経験する」と記している。まったくその通りで、独り暮らしを営める程度の能力が残されている痴呆老人――こうした人々は、短時間接するだけでは痴呆であることを気付かれないこともしばしばである――が、家の中に侵入者がいると主張することは実に多い。

妄想濃縮装置としての家（2）

わたしは仕事の関係で一時期もっぱら痴呆老人のところへ訪問診察をする仕事に携わり、また老人とは限らず精神疾患が疑われトラブルを重ねる人々のところへ訪問診察することに専念していたことがある。

そうした活動によって実感したことは、一軒家であれアパートであれマンションであれ、家の内部というものは本人の頭の中身を濃密に反映した小世界であるという、考えてみればまことに当たり前の事実なのであった。個人の秘密や心のありようが、部屋では剝き出しにされている。NHKのテレビ番組で、室内のインテリアや書棚の本、食器の趣味や飾ってある絵などからその部屋の住人がどんな人物かを推測するクイズ番組が放映されているが、なるほど家の中をそこに居住している人物の精神の展開図として読み取ることは、ある程度まで可能だろう。少なくとも、筆跡や作文などよりもはるかに生々しく内面が伝わってくる。ましてや狂気においては。

たとえば壁に落書きをする人々は案外と多い。子供ではなく、いい歳をした大人（ただし精神を病んでいる）が、である。分裂病やパラノイアでは、貼り紙系というか、むやみとビラや貼り紙に情熱を傾ける人々がいて、そのヴァリエーションとも思われる。

かつて雑誌『宝島30』で漫画家の根本敬が紹介していた「電波喫茶」などは貼り紙系の典型であろう。これは中目黒にあった小さな喫茶店で、その女主人が、電波は癌の元凶であるとか陰謀であるとかとにかく電波をテーマにした妄想をビラに書いて、店の外側にびっしりと隙間なく貼っていた。その様子が尋常ではなく、さながら異教の呪符や御札で壁が埋め尽くされたかのような妖気を周囲に発散している。だから誰も店に入ろうとしないのに、女主人は熱烈に電波妄想をアピールしつづける。地元でもすっかり有名になり、わたしも店の前を通って「こりゃすごいや」と独りごちたことがあるが、いつの間にか不動産屋に強制退去をさせられていた。

そんなふうにビラへメッセージを記して家の外に貼り出し、他人へアピールせずにはいられない病者もいるけれど、逆に室内にだけビラを貼るタイプもある。「碁に負けたら将棋で勝て」「棒ほど願って針ほど叶う」などと達者な毛筆（ただし、日蓮宗の髭題目のようにやたらと文字の筆端が跳ねているのが、逸脱した印象を作り出していた）で諺の数々を居酒屋の品書きのような具合に貼りめぐらせていたケースを知っているし、テレビのスクリーンの真ん中に曼陀羅のように文字を書き綴ったメモ用紙を貼りつけていたケースもある（前者は諺について実に能弁かつ的外れに語ってやまなかったが、後者は理由や意味を尋ねても口を濁して語ってくれなかった）。

そして壁に直接マジックインキで文字を書く人たち。彼らは決して稀ではない。壁に書きつけられた文字を目にするたびに、わたしは文字の持つ呪術的な要素を体感せずにはいられない。台所の壁に、一〇センチ角もあろうかという大きさで、地名や「改りょう一事」などといった言語新作（病者によって作りだされた新しい言葉。内容がある程度見当のつくこともあれば、皆目分からぬ場合もある）が黒々と記してあると、その不可思議さや唐突さとともに、言葉によって意味づけられた病者の空間のただならぬ様子にたじろがずにはいられない。わたしとしては、バリケードが築かれたり得体の知れぬコレクションが集積しているよりも、壁にわけの分からぬ言葉が書き散らしてあるほうがよほど威圧感を覚える。

　ある老人（おそらく痴呆の初期）は俳句だか川柳を壁にも襖にも書き散らしていた。毛筆ならともかく、マジックインクというところが安っぽくもあり、何かに憑かれたような性急さをも感じさせる。老婆であったが、嫁に対する悪口というか被害妄想を「水風呂や　嫁のしわざか　師走かな」などと、もはやギャグの領域に属しそうな句に仕立てている。もちろん当人は大真面目で、わたしが感銘した顔つきをしてみせたら、「やはり、分かる人には分かりますね！」と得意になったので痛々しい気持ちに陥った。もっとも妄想の標的にされている嫁のほうは、老婆からの嫌味や攻撃によって心身ともに衰弱状態のありさまで、こちらのほうがよほど気の毒である。嫁は、一歩たりとも姑《しゅうとめ》の部屋には入ろうとしないで過ごしてきたため、どうやら壁とか襖に書かれた句のことはまったく知らないようであった。

　ゴミ屋敷もあれば、落書きやビラで結界を作り上げている部屋もある。家具調度でバリケードを築いた屋内もあれば、天井板が外されていたり木刀で天井を突き上げた跡の残っている部屋もある。さまざまな「病んだ家」「病んだ部屋」を目撃するにつけ、わたしは家というものが一種の妄想濃縮装置として機能しているのだなあといった感想を抱かずにはいられない。家に引きこもり孤立した病者にとって、室内は日毎に現実から隔絶していく。非日常性を帯びた屋内のトーンと狂気とが相互作用を及ぼし、物語の胚珠は奇形な芽を成長させ、妄想はゆっくりと濃度を高めていく。そのように妄想を濃縮させた家が、ときには微妙な違和感を漏洩させつつ町並みに溶け込んでいる。

浅野マサオという写真家が、『東京某家』という題の写真集を出版している（モール、一九九八）。たんに見知らぬ家を通りすがりにレンズへ収めただけの写真集なのだが、対象とされているのが古ぼけたアパートや開発から取り残されたようなモルタル家屋、なぜこんなところに窓があるのだろうと訝《いぶか》りたくなったり、逆にまるで窓がなくて息苦しくなるようなおかしな家、朽ちかけ歪んだ家や、新築なのにどこか不自然なたたずまいの家々が異常に鮮明な色彩で写し取られている。それらの写真を眺めていると、この家々の中には、幻の同居人が潜んでいたり室内に奇怪な落書きがなされている家が混ざり込んでいるに違いないと思えてくるのである。実際、わたしが診察のために訪問をした家が被写体となっていても、ちっともおかしくはないと感じられたのであった。

そんな写真集の後書きで浅野は、「対象の中心となるのは家なのですが、家を軸にして周りの環境が歪んでいるというか、異次元の領域に接しているというか、何か変わった気配――〝気〟のある家の場、土地の場に反応してしまう。（中略）家と言っても人間の体臭はするけれども、住んでいる人の顔が浮かんで来ない。ただ家が顔そのものとなって、一人歩きしている様がおもしろい」と記している。おそらく妄想濃縮装置として機能しつつある家は、写真家の鋭敏な感覚を刺激するような微細な違和感を発しているに違いないと、わたしには思えたのであった。

名付けられる妄想

幻の同居人に関連する資料を探しているうちに、興味深い言葉と出会った。「他人密入症状 Others-Intruding Symptom」という言葉である。

実は、これは『精神神経学雑誌』（第九六巻一〇号、一九九四）に発表された高良英の論文「他人密入症状（仮称）の臨床的精神病理学的研究」に由来し、精神医学辞典や用語集などには載っていない。高野の造語である。

他人密入症状とは、「他人がそっと家の中に入ってきて、自分の所有物を勝手に動かし、使用し、壊し、持ち去り、あるいは汚いものを持ち込み、時には知らぬ間に性行為をしていく」といった「私的空間（自室）への他人侵入感体験を内容とする」妄想を指す。「広い範囲の病状に頻度多く出現するものである。しかし、これに該当する精神医学用語が見当たらないので、これを仮に他人密入症状（妄想）と称しておこう」

高野の論文では、不潔恐怖症や対人恐怖症などと他人密入症状との関連性や症状の系列化を試みることに力点が置かれているが、わたしとしては彼がわざわざ「他人密入症状」といったネーミングの必要性を感じたほどに、何者かが家の中・部屋の中に侵入してくるといった妄想がポピュラーであることを面白く思ったのであった。

　おそらく幻の同居人もまた、他人密入症状の範疇に属するのであろう。また定義の中に「（そっと入ってきた他人が）時には知らぬ間に性行為をしていく」とあるが、これはどうやら他人密入症状が女性に多く、しばしば性愛的トーンを帯び、寝ている間に侵入者にレイプをされたといった訴えが散見されるからである。

　さて同論文に列挙されている症例に目を通していると、わたしが出会った病者たちと似たような内容の訴えや「証拠」が次々と出てくる。他人密入症状はどれもこれも、まさにひとつの「物語の胚珠」から芽吹いたものであると実感されるのである。病者たちの話の一部をここに引用してみよう。

●家の中でちゃんと置いておいた砂糖の袋が蜂の巣のように破れていたり、預金通帳が置いておいたところからずっと離れたところに動かされているようなことがあった。

●床にろうそくの雫《しずく》がたれていたり、風呂場に砂が撒いてあったり、テーブルの上に置いておいた年賀状が流し台の下にあったり、棚の皿が二つに割れていたり、きちんと片づけておいた洗濯挟みが散らばっていたりする。

●お金がなかったので何も盗まれなかったけれど、お風呂から帰ってみると、箪笥の引き出しが出ていたり、戸棚の中のサラダオイルの栓がとんでいたり、人形五つのうちの四つが後ろを向いていたりして変でした。
●戸締りはきちんとしていたのに、天井の二番目の板に手の跡がついていた。風呂に入って、親のところに寄って帰ったら、その三時間の間に消えていた。戸棚の中が油だらけになっていたりものが入れ代わっていたりする。使っていない油なので、誰かが入ってきていたずらをしたにちがいない。

いずれもが、日常の些細な変事や違和感に対する「奇妙な憶測、異様な解釈」に他ならない。だが「砂糖の袋が蜂の巣のように破れていた」とか「床にろうそくの雫がたれていた」「棚の皿が二つに割れていた」「人形五つのうちの四つが後ろを向いていた」「天井の二番目の板に手の跡がついていた」といった表現には、ある種の迫真性を覚えずにはいられない。感覚をダイレクトに突いてくるようなリアリティーが混入している。陳腐で馬鹿げた訴えではあるけれども、どこか生々しさが伴っていることもまた事実なのであり、狂気というものを過大評価したがる人たちはおそらく、こうした感触と内容の空疎さとを取り違えているのではないかと思われる。

家と鎖

さて、濃密な妄想に満たされた家というものは、そのような存在を想像するだけで何か根源的な無気味さというか不安感を我々にもたらす。それはおそらく、家というものは安息と安全感を保証するのが本来の役割であり、それは精神の安定につながる筈であるという思いが、我々の内にあるからだろう。写真家の浅野マサオが、どこか異様な気配のある家屋に出会うと立ち止まりレンズを向けずにはいられないのは、微妙に日常から逸脱した家屋が、そこの住人の精神をなんらかの形で色濃く反映しているゆえではないか、さもなければ逆に住人が家に感化されて奇異な精神の持ち主と化しているのではないかといった想像を、無意識のうちに働かせているからこそであろう。内部でひっそりと生活を営んでいる人物に対して、恐れや薄気味の悪さを含んだ好奇心を抑えきれないからに違いあるまい。

一九九七年三月六日の『読売新聞』朝刊に、「徘徊防止の鎖…逃げ切れず?／74歳老婆が焼死」と見出しのついた記事が載っていた。以下に全文を引用しておく。

五日午前十時四十分ごろ、茨城県東茨城郡内の男性会社員(47)方から出火、木造平屋建て住宅約八十三平方メートルを全焼した。焼け跡の八畳間から、会社員の母親(74)の焼死体が見つかった。

水戸署の調べによると、母親は約六年前に夫を亡くして以来、精神が不安定になっていた。現在は長男と二人暮らしだが、毎年三月ごろに一か月ほど行方がわからなくなるなど、徘徊癖があったらしい。

このため長男は、二、三週間前から、自分が出勤中に母親が家の外に出ないよう、長さ約十メートルの鎖で母親の足を柱につないでいた。食事などの世話は、仕事の合間に自宅に戻って行っていたという。

母親が焼死していたのは、出火元とみられている四畳半に接した部屋で、発見された際も母親の足は鎖で柱につながれたままだったという。

一緒に住んでいた会社員には、母親を虐待する意思など毛頭なかったことだろう。彼なりの苦肉の策として、精神を病んだ母親を鎖で柱につないだのであろう。他に選択肢がなかった、あるいは思いつかないほどに状況は逼迫していたに違いない。

さすがに鎖でつながれているといったケースをわたしは目にしたことがないが、徘徊癖のある痴呆老人と二人暮らしをしている息子や娘（すなわち彼らは中年であるにもかかわらず、事実上家庭を持っていない）が、仕事に出掛けるときには外から鍵を掛け老人を閉じ込めて出勤するといったパターンには何度もお目にかかっている。閉じ込められた老人が窓から外へ助けを求め、事情を知らぬ通行人が警察へ通報をしたり、近隣で騒ぎになるといったエピソードは枚挙に暇《いとま》がない。それは事件そのものが胸を痛ませると同時に、老人と息子なり娘とが世の中から断絶し、誰の救援を仰ぐことも出来ないといった漂流者のごとき状況を炙《あぶ》り出してもいる。

彼らの追い込まれている孤独なシチュエーションに、わたしは絶句するしかない。それにしても、足に鎖というのはやはり衝撃的である。実の母親にそんなことをしてしまうほど、心の余裕を失うとヒトはグロテスクな存在と化すのである。悪意や非常識とはまったく別の次元で、ヒトは途方もない行動をしてしまいかねない。

わたしがいつも困惑するのは、家の中では相当に奇怪なことを考えたり実行していたりしても、あるいは狂気に駆られた人と同居していたとしても、一歩家の外に出れば、必ずしもその人物は異様さの片鱗を窺わせるとは限らないといった事実である。鎖につながれた母親が家にいようとも、おそらく長男は会社ではごく普通に仕事をこなしていたことだろうし、同僚もそのような事実があることなど予想もしなかったことだろう。ヒトは家の内と外とでは連続性がない。そして家の中は、空気を澱ませたまま、世間とはまったく別の思考や判断に司《つかさど》られていることが決して珍しくない。

猪俣好正の論文「長期間〝放置〟されていた精神分裂病患者について」はおよそ四半世紀前に発表されたものだが（『精神神経学雑誌』第七六巻七号、一九七四）、精神分裂病が発病したまま適切な医療を受けることもなく家庭に数十年も放置されてきた八つのケースについて、そのような状況に至った経緯や病態、さらには発見されて病院に収容された後の改善等について論じたものである。

たとえば六五歳の女性。彼女は発病以来約四〇年にわたって、加持祈禱を受けたのみでそのまま一家の厄介者として過ごし、最後には鎖でつながれる状態となっていた。論文から少々長めに引用してみると——

……その後次第に話も滅裂して口の中でボソボソとつぶやいているだけとなり、身のまわりもだらしなくなっていった。風呂にも始めの頃は夜遅く一人で入っていたがだんだん入らなくなり、洗面することもなく不潔となっていった。更にここ数年、徘徊が活発になり裸足のまま遠くに出歩き、警察に頻繁に保護されるようになった。家族の話では留守の間に出歩かれるのを防ぐために、患者の足を鎖と針金で柱につないでおいたという。

発病以来現在まで沢山の神社や寺で祈ってもらったことはあるが、医療機関を受診したことはない。

本症例が医療ルートにのることになった直接のきっかけは以下の通りである。当該地域を新しく担当した保健婦が、患者の兄が脳卒中後遺症であることからその兄の指導のために患家を訪問した。当時その保健婦はまだこの患者の存在を知らなかったのである。訪問時、家族は全員畑仕事に出ており不在であった。ところが薄暗い仏壇の前の板の間で何かゴソゴソと動く気配がしたために近よってみたところ、それがこの患者であった。患者は髪をボウボウに伸ばし悪臭の著しい全く不潔な状態で両足を鎖で柱につながれていたのである。画用紙の切れはしを数えながらブツブツと独語しており、患者の前には空になった御飯とみそ汁の入れものが置かれてあった。身体的にはるいそう（引用者注・病的に痩せること）が著しく両足首には足かせによる瘢痕ができている状態であった。

この女性には結婚歴があり、子供も二人出産している。しかし発病によって離婚させられ（子供は夫が引き取った）、実家へ出戻りとなり、病状も改善するどころか徘徊傾向が強まり、結局は家族によって鎖で家の仏壇の前につながれることとなってしまったのであった。病院に収容された後も彼女はさして精神症状が改善することはなく、ほどなくして痴呆症状が出現してしまったという。

ところでわたしが小学校に入る前後の時期に、父は埼玉県で保健所長を務めていた。一人っ子で喘息持ちのわたしは幼稚園には行かず、また小学校は電車で遠くの私立に通っていたため、近所には遊び友達がいない。そこでしょっちゅう父親の保健所へ出掛け、寄生虫のホルマリン標本や人体解剖図を眺めたり、検査室で試薬の色が変わるのを見学したり、X線で自分の手の骨を見せてもらったりして遊んでいた。

所長室でぼんやりしていることも珍しくなかったが、ここにはあまり面白そうなものは置かれていない。しかし机の上にはときどき写真が何枚も散らばっていることがあって、そんな中ではっきりとわたしの記憶に残っているものが二枚ある。どちらもモノクロであった。

一枚は、ひどく深い井戸を眺め下ろしたものである。底には水がたまっているらしいのが分かる。今から考えてみると、フラッシュでも焚かないと暗くて撮れない写真のように思えるが、そうなると底の水面がもっと光っていてもよさそうな気がする。しかし水は白内障のようにどんよりと濁ったままであった。なぜこんな井戸が問題なのかというと、ここの水によって伝染病が発生したのである。だから視覚的には、井戸の写真から何かが読み取れるといった話にはならないのだが、この井戸で多くの住人が伝染病に倒れ、死者も出たという。そんなことを教えてもらってからあらためて写真を眺めると、井戸の底からいかにも凶々《まがまが》しさが立ちのぼってくるようで非常に恐ろしい気がした。

もう一枚は、物置小屋の写真であった。大人たちの会話の断片から、この小屋に、何十年にも亘って「頭のオカシイ人」が幽閉されていたらしいことが分かった。つまり無届けの私宅監置であり、私宅監置そのものはわたしが生まれる前年の昭和二五年に禁止となっていた。もはや違法となっていたわけである。父親はこの写真についてはあえて詳しい説明をしてくれなかったが、さして意味などなさそうなただの物置小屋の写真に過ぎないものが、実は監禁の証拠写真だったのである。おそらく内部や、もしかすると鎖につながれた病者の写真もあった筈であるけれど、それは見せてもらえなかった。

こうして原稿を書きながらわたしは思う。あの二枚の写真は、わたしの内面を作り上げるうえでかなり重要な役割を果たしたのでないか、と。なぜなら、どちらもおぞましい注釈さえなければ何の変哲もないスナップ写真に過ぎない。ところがそこに物語が付与されることによって、たちまちそれは不穏な証拠写真として機能しはじめる。日常から、忽然と死や狂気がたちあらわれるわけなのである。

一軒の家が目にとまったとき、そこに幸せな家庭生活が営まれているかもしれないと想像する人がいるだろう。たとえボロ家であろうと、雨露をしのげるだけでも幸せである、と考える人もいるだろう。だがわたしは、妄想の渦巻く部屋や幻の同居人と暮らす人、柱に鎖でつながれた痴呆老人や精神病者、家具でバリケードを築いた老婆や誰にも見取られぬまま餓死した孤独な遺体といったものをつい思い浮かべてしまう。それは職業的な経験にもとづいている部分もあるけれど、ひょっとしたら子供の頃に見た物置小屋の写真がかなり決定的な要因ではなかったのかという気がしないでもない。

死体の家

狂気や死を封じ込めた家というものは、ただならぬ「気」とでもいうべきものを道行く人々に感じさせることがあるのだろうか？

金属バット殺人があった家のカラー写真を雑誌で見たことがある。あまりにも「あっけらかん」とした、いかにも今ふうの建売住宅でしかないその特色のなさが、かえって不穏な気配を伝えてきたことを覚えている。「いかにも」といった要素が欠落していることが、むしろ事件の遍在性を示しているようで異様な迫力をもたらしていたのである。しかしその家が、見るからに陰気でじめじめとした廃屋一歩手前のような建物だとしたら、それはそれで殺人事件のあったことをわたしに納得させたに違いない。

そうなると、痴呆老人が鎖で柱につながれている家や、住人の奇怪な妄想が充満した家というものは、いかにも異様な雰囲気を辺りに漂わせているかもしれないし、逆にまったく月並みな印象の家であるがゆえに内部との落差が困惑の対象となるかもしれないのである。おそらくそれは人相判断と同じことで、ステレオタイプそのものといった凶悪そうな顔つきの殺人者もいれば、善人を絵に描いたような殺人者も実在する、といった話に落ちついてしまうのであろう。

『読売新聞』の一九九七年二月八日付朝刊に、「老父の遺体〝寝かせきり〟二年半」という見出しの記事が載っている。三八歳になる無職の男性が死体遺棄の疑いで逮捕されたというのであるが——

同署の調べによると、Y容疑者（引用者注・記事では実名扱い）は自宅のアパートで同居していた父親（死亡当時80歳）が、一九九四年夏に室内で死亡した後も葬儀や死亡届を出さず、遺体をそのままにしていた疑い。近所に住む姉にも父親の死を隠し続けていたが、六日に打ち明け、警察に出頭した。

Y容疑者は調べに対し、八年前から父親と二人で暮らしていたが、その後、父親は心臓病などで寝たきりとなり、九四年七月ごろに食事をのどに詰まらせて死亡した——と説明しているという。

Y容疑者の自宅は四畳半と三畳間のアパートで、父親の遺体は四畳半の部屋にずっと横たえられていた。同容疑者は、遺体のにおいがひどくなるとビニール袋などで包んでいたと見られ、七日未明に警察官が発見した時には、遺体はビニールやテーブルクロスで何重にも覆われていた。

Y容疑者は、離れて生活している兄からの仕送りと、父親に支給される年金で生活していた。同容疑者は、「父親が寝たきりになってからは自分がつきっきりだった。死んでやっと楽になれたと思い、葬儀のことまで考えられなかった」などと供述しているという。

近所に住む人は、「（Y容疑者は）父親をおぶって銭湯に行くなど、親孝行な人だった」と話している。

どこか逸脱したものを感じさせる息子であるが、二間だけのアパートの片方に腐敗した遺体が横たわっている状態で二年間も暮らしていたというのは、やはりノーマルな神経ではあるまい。ましてや遺体は悪臭を放っていたのだから。

遺体がこれだけ発見されずに済んだのは、もちろんYが拒否をしたといったこともあるのだろうが、とにかく家の中へ他人が入ることが一切なかったゆえである。そういった意味では、彼の住処は密封されつづけていたのであり、それは我々がおぞましい想像を心の中でめぐらせても実際に言動に移さぬ限りは事象として成立しないことになぞらえることが出来るであろう。頭の内部を誰も覗くことは出来ない。同様に、他者に扉を閉ざした家の内部では、あらゆる異常なことが起こり得る。心の闇は、締め切られた部屋の中とつながりあっている。

そのように考えてみれば、本書の冒頭でわたしが屋根裏の散歩者にこだわったのは、屋根裏を這い回って室内を覗き見る郷田三郎の姿が、実は他人の心を覗く精神科医のアナロジーにほかならなかったからなのかもしれない。もっとも、大概の場合、精神科医は天井板に節穴を見つけられぬまま右往左往していることのほうが多いのであるが。

と、ここまでこの原稿を書いてきたまさに本日、平成一一年三月一七日付の各紙朝刊にはある殺人事件に関する報道がなされていた。『朝日新聞』の記事を引用してみる。見出しは、「同居人殺害、天井裏に隠す」となっている。

十六日、横浜市鶴見区生麦三丁目、バー従業員大久保武男さん（四八）の自宅マンションの天井裏から、ばらばらに切断された大久保さんの遺体が見つかった。神奈川県警捜査一課と鶴見署は、大久保さんと同居していたビルメンテナンス会社員I容疑者（引用者注・記事では実名扱い）が犯行を認めたため、殺人、死体損壊、死体遺棄の疑いで逮捕した。

調べによると、I容疑者は一月上旬、自宅マンションで大久保さんを殺し、遺体を切断したうえ、天井裏に隠した疑い。

同容疑者は、東京都内や川崎市内の郵便局で数回にわたり、大久保さんの預金通帳と印鑑を使って約八十万円を引き出していたという（以下略）。

同居人を殺害して遺体をバラバラにし（『毎日新聞』によれば、十数個のポリ袋に遺体を分けて詰めていたという）、おまけにその遺体を天井裏に隠したまま、Iは平気でその天井の下で暮らしていたのである。住居の構造上、縁の下に隠すわけにはいかなかったという事情はあるにせよ、自分の頭のすぐ上にバラバラ死体があるというのはまことに無気味な話であろう。床下のほうがまだ気が楽ではないかと思えたりする。就寝時に、天井板と向かい合っても恐ろしい気持ちに駆られることのなかったI容疑者は、タフというよりもある種の歪んだ精神の持ち主だったに違いない。もちろんそんな人物だからこそ、同居人を平気で殺して預金を横取りすることが出来たのであろうけれど。

それにしても、屋根裏を這い回る精神科医が闇の中で遺体と遭遇するといった構図を想像してみると、それは診察の途中で患者の心に恐ろしい秘密を探り当ててしまった瞬間を意味するのだろうか。カウンセリングの途中である人物に対する明確な殺意を知ったとき、それは想定被害者や警察へ通報されるべきなのか、それとも守秘義務が優先するのかといった問題について米国ではタラソフ判決という有名な裁判があるが（結果は、想定被害者の安全性が優先されるといったものであった）、いやはや心の闇には何が潜んでいるのか分かったものではない。

小宇宙としての室内

家の内部、部屋の中を「妄想濃縮装置」として実感することが日常茶飯事なのが、精神科医という職業である。そんな因果な仕事をごく当たり前のものとしていても、やはりインパクトを覚えずにはいられない現象のひとつとしてFolie à deuxがある。

Folie à deux（フォリ・エ・ドゥ、英語ではdouble insanity）は、二人組精神病と訳されている。専門誌へ何例もの報告を発表している柏瀬宏隆によれば、「主に家族内において一人の精神障害者の精神症状（とりわけ妄想および妄想観念）が、他の一人または一人以上の人々に転移され、複数の人々が同様な精神異常を呈している状態」というのが定義であり、本邦では感応精神病とも称される。精神科医によって最初に記載されたのは一八七七年フランスにおいてであり、以来現在に至るも、散発的に報告がなされている。

「……いつも困惑するのは、家の中では相当に奇怪なことを考えたり実行していたりしても、あるいは狂気に駆られた人と同居していたとしても、一歩家の外に出れば、必ずしもその人物は異様さの片鱗を窺わせるとは限らないといった事実である」と、わたしは既に記した。世に棲む大部分の人たちは、狂気に曝《さら》されていても存外にそれに染め上げられてしまうことはない。家に潜んだ秘密を棚上げしたまま、何くわぬ顔でヒトは外へ出かけ、社会生活を営んでいける。たとえ会社から帰宅すれば鎖につながれた痴呆の母が床にうずくまっていたり、妄想によってバリケードを築いた老婆が待っていたりしても、それはそれで結構割り切って社会人としての日々を送っていけるものなのである。

しかし家の内部へ一緒に閉じこもってしまったとき、同居人の狂気によって完全に心を染められてしまい、妄想を共有し、共振してしまうケースがときたまある。それが Folie à deux である。

たとえばカリスマ的な人物（そうした人物は、えてしてパラノイア的なことが多い）と共に閉鎖環境で生活していれば、その人物の思想や信条にすっかり影響を受けてしまいかねないことは容易に想像出来るだろう。それと同じように、妄想を抱きしかも支配的な立場にある人物が家族にいて、おまけに一家が社会からすっかり遮断されていたとしたら、家族が妄想にどっぷりと漬かってしまうことは大いにあり得るだろう。オウム真理教の事件も同様の文脈で捉えることが可能だし、他人の影響をもろに受けやすいタイプの人間がいることもまた事実である。ことに被害妄想においては、運命共同体的な心情が生まれやすく、それがために妄想の共有が起きやすい。

被害妄想に基づく言動によって地元でトラブルを起こしているケースを集めてみると、必ずしも病者は独り住まいをしているとは限らず、むしろ同居している家族も Folie à deux 状態で「一家揃ってオカシイ」ことになっていて、それがために警察や保健所もアプローチが出来かねるといった場合が結構多いことに気付かされる。堀田直樹らによる報告「精神保健福祉センターにおける訪問活動／第２報」（『精神医学』

第三巻四一号、一九九九）にはそうした現状が症例をまじえて紹介されており（ちなみに、わたしはこの訪問活動を積極的な形でスタートさせたメンバーである）、その中から六六歳になる女性（S子としておく）のケースを引用してみよう。

S子は夫と一人息子との三人暮らしで、生活歴や病歴は不詳である。夫のほうは内向的で、妻の言うなりになるような性格であったらしい。彼は職を退いて自宅にこもっている。また息子は独身で、会社勤めをしているが、母親の妄想を全面的に信じている。

さてS子の妄想であるが、これは臭いに関するものであった（老年期に生ずる妄想では、異臭を訴えるケースが結構ある）。発端は、区役所の公害課に彼女が「排気口から悪臭がする、これは隣家の蕎麦屋から出ているもので対処してほしい」と苦情を寄せたことにあった。役所から調査員が派遣されたけれどもそのような悪臭や化学物質は検出されず、しかし訴えはどんどんエスカレートしていった。「便臭がする。バルサンを焚いている臭いがする。蕎麦屋の調理の時の臭いがし、焦げ臭くて苦い臭いがする」と文句をつけ、蕎麦屋へ向かってS子は大声で罵倒したり水を撒《ま》き、ついには「蕎麦に毒が入っている」などとわめきだす始末であった。夜間に路上で騒ぎ立て、パトカーが出動することも重なったという。

ではS子宅の内部はどうなっていたか。

……訪問した保健婦の話によると、家の中はきれいであるが、家の中には換気扇を3個もつけ室内の換気を行い、家具類には臭いが染み込まないようにと目張りをし布団をビニールで覆っていた。そして、水道および電気代が月5万円もかかり大変であると苦情を漏らしていたという。

これでは、もはやS子の精神は一線を越えていると思われても仕方があるまい。しかも再三にわたってパトカーが出動したり、区議会議員や弁護士も駆り出され、かなりの騒ぎに発展していたのである。こんな状況となったら普通、夫や息子はS子をなだめたり病院へ受診させようと考えるものであろう。だが家族は彼女の妄想に同調し、そのためS子はますます幻臭へのこだわりと蕎麦屋への被害妄想を募らせ、いきり立っていったのであった。もともと近隣との交流に乏しい一家であったが、この事件によって完全に孤立してしまい、だがそれがためにいよいよS子一家は現実感覚を失っていったようなのである。

いやはや家族内で妄想がエスカレートしていくと、招来される事態の突飛さにはとどまるところがない。堀端廣直らによる「Folie à deux を呈し〝宇宙語〟で交話する1夫婦例」(『精神医学』第三七巻三号、一九九五)では、家に立てこもって、タイトルにあるように「宇宙語」で会話をするに至った夫婦の報告がなされている。

妄想の発端者は妻で、鍼灸の資格を持っている。鍼灸学園にいた頃のエピソードとして、「言い出したらきかない頑固で、融通の利かない性格で、例えば、学園の新年会でも出席者全員に酌をしないと気が済まないところがあった」。夫も鍼灸の資格を持ち、彼の育った実家はかなり迷信深い雰囲気があったという。性格は妻と正反対で、そのため「嫁の言いなりの家庭」が築かれることになった。

二人は自宅で鍼灸業を営み、それなりに繁盛していた。しかしある年の夏、妻に妄想型精神分裂病が発病した。宇宙からの通信を受けはじめ、もうすぐ宇宙から素晴らしい人がやってくるといったインスピレーションを感じるようになった。同時に、あるエピソードを契機に近隣へ対して被害妄想が出現するようになり、幻聴とも相まって、言動が攻撃的になっていった。

妻が発病して一ヵ月すると、夫もその妄想に巻き込まれ、宇宙からの通信を受けるようになっていった。夫婦は妄想によって結ばれた共同体と化したのである。彼らは昼も夜も戸を締め切り、周囲から孤立し、「宇宙からの使者を待つ」生活を営むようになった。もはや鍼灸業は停止し、また誰も寄りつかなくなった。

約2年後、夫は〝宇宙語〟と自称する言葉をしゃべり始め、半年後には妻も同調し、二人は〝宇宙語〟で交話することもあった。また、二人は、被害妄想に基づき近所に抗議に行ったり、通行人を怒鳴り追いかける際にも〝宇宙語〟を発し、近所の人々を驚かすこともあった。人々には中国語やスペイン語に似た言葉のように聞こえた。

結局、発病から五年後に、通行人に対する暴行事件で妻は強制入院となり、夫婦の妄想共同体は崩壊した。妻と引き離されたことにより、夫は速やかに妄想から脱し、一ヵ月もしないうちにほぼ正常に復したという。正気に戻った夫によれば、「〝宇宙語〟については、自然に生じたものでそれで妻と会話が成立していたわけではないが『感じ』として通じ合っていただけだ」と述べた。

このケースで興味深いのは、〝宇宙語〟を喋《しゃべ》りはじめたのが夫であったという事実である。なるほど彼は分裂病の妻の妄想に共振はしていたが、本来は正常な精神の持ち主だったのである（だから、妻と分離されることで、程なく彼は正気を取り戻している）。だが、妄想共同体の中で、夫は妻よりもなお病的な発想をするに至った。今度は夫のほうが妻をリードする形で、二人の妄想はボルテージを高めていったのである。

このような事態は何を意味するのであろうか。孤立し小宇宙と化した室内では、もはや理性や常識の目安は消失し、すると狂気と正常との区別はつかなくなるということなのだろうか。夫の暴走は、発狂というよりはむしろある種の過剰適応に近いのかもしれない。おそらく〝宇宙語〟の発明は、妻へ贈る彼なりのエールと考えることも可能に違いないのである。

再び、幻の同居人について

Folie à deux の症例から感じることは、閉塞した状況においてはむしろ「仲間」や「同調者」がいたほうが妄想はより濃縮されエスカレートしがちということであった。

基本的に、妄想は孤独から発する。体験や情報を世の中と共有し、社会の常識を実感し他者との交流によって現実感覚を刺激することによって、我々は「正常」を保っていられる。もちろん戦後二、三〇年をへて南海の島に最後は独りで潜んでいた旧日本軍の横井軍曹や小野田少尉の例からも分かる通り、必ずしも孤独が発狂を意味するものではない。が、彼らは軍人としての使命にすっかり頭を占領されていたのであり、そういった点では一時期日本人全員が共有していた妄想を愚直に持ちつづけていただけなのかもしれない。まあそのような例外はともかくとして、孤独は現実感覚を遠のかせ、そのとき心に埋め込まれた物語の胚珠が発芽を始めやすいことは再三述べてきた。おおむね被害妄想的なトーンを帯びやすいことは確かだが、ストーリーとしては様々なパターンがある。奇想天外なものもあり、その好例が「幻の同居人」であった。わたしが幻の同居人のケースに接して意外に感じたことのひとつは、病者が存外に不安や無気味さを覚えていないことだった。迷惑であるとか困るとは言うが、何だか一人暮らしの無聊《ぶりよう》を慰めてくれる仲間のように感じている気配がある。狎れ合っているように見えることがある。

長年、天井裏だか押し入れの中だかに隠れている幻の同居人と暮らし、いびつな交流をひっそりと重ねているうちに、病者は実在しない人物と Folie à deux の状態を作り上げ、ますます妄想を確固としたものとしているように感じられることが、わたしには度々あった。なるほど幻の同居人は本当は天井裏や屋根裏などではなく、頭の中にしかいないだろう。だが頭の中という閉塞した空間の内部で、病者は現実には存在しない人物とのやりとりによって、妄想の濃度を高めているように見える。そのように考えてみれば、大概の妄想は、頭蓋骨という密室を介してオートマチックに発展していく性質を宿しているように思えてくる。

狂気というものに対して、いくつもの定義が考え得るだろう。ここでわたしは、狂気とは孤独と論理の産物であると言い切ってみたい。狂気とは、決して支離滅裂でもなければ錯乱でもない。きわめて筋道だっているのである。

まず孤独によってヒトは現実感覚を失い、やがて日常の中で違和感や不審な出来事に遭遇する。普段なら偶然のこと、思い過ごしとして見逃してしまうそのようなエピソードに対して、孤独な暮らしぶりゆえ精神的視野狭窄を呈している病者は過剰な意味をそこに見いだそうとする。おおむねそれは被害感情に裏打ちされ、ひどく通俗的な「物語の胚珠」が芽吹きはじめる。物語に沿って、病者は論理だった考えを進めていく。もちろんそこにはバイアスが加わり、可能性は必然性にすり替えられ、常識からは遠く隔たった結論が引き出される。そしてその結論とは妄想そのものであり、妄想のフィルターを透して見る世の中には、妄想を証拠立てる事象が次々に発見されることになる。

妄想の中にはしばしば現実には存在しない人物が登場し、その人物とのやりとりがなお妄想を濃縮していく。幻想の登場人物とFolie à deuxの状況が作り上げられ、いよいよ病者は論理を発展させて頑《かたく》なになっていく。

柿本多映という人の句集で『花石』と題された本がある（深夜叢書社、一九九五）。その中に、こんな一句がある。

屋根裏部屋の白き茸が棒立ちに

薄暗い屋根裏部屋をあえて「頭の内部」と言い換え、さらに茸の胞子が「物語の胚珠」であると想像しているならば、このイメージ鮮やかな句はあたかも妄想が屹立していくその瞬間を描写しているようにわたしには感じられてしまう。もちろん作者はそのような考えに基づいて詠んだわけではなかろうが、一種の見立てとして解釈し得るところにこそ、まさに妄想が隔絶性や唯我独尊さから成り立っている証左のように思われるのである。

わたしは本書を江戸川乱歩の「屋根裏の散歩者」の話からはじめたのであった。あの小説がなぜ時代を越えて人々の心を魅きつけ、またあの小説を連想させずにはおかない一群の妄想から感知される「いかがわしい」雰囲気とは何であったのかが、気になっていたのである。それは結局のところ、闇に満たされた天井裏の空間が頭蓋骨に閉じ込められた我々の内部の闇と通底している、ということに尽きるだろう。だからこそ、魅力と恐怖とが同居することになる。そして天井裏をごそごそと這い回る人物の正体は、あるときには不安や願望の投影から生じた虚構の人間であり、あるときには詮索好きな精神科医の姿であり、またあるときには妄想を濃縮・発展させていく架空の共犯者だったのである。ならば屋根裏の散歩者とは、そもそも「いかがわしさ」そのものを体現させた存在でしかない。どこか安直なトーンを帯びた訝しさの由来とは、いかがわしさのトートロジーによって物語が成立していたというまことに呆気ない事実に他ならなかったのであった。

◆　◆

家というものはまことに気味が悪いものである。ごく普通のたたずまいと映っても、中には妄想が渦巻いていたり、病んだ人がうずくまっていたり、死体が腐乱していたり、いろいろな秘密が押し込まれている。時間は澱み、ときには実在しない人物が潜み、また〝宇宙語〟が交わされたりバリケードが築かれたりする。家は人間を住まわせる容器であると同時に、狂気を培養する孵卵器でもある。

そして家は我々の頭を模したオブジェだともいえるのである。

あとがきにかえて

本書を執筆する「きっかけ」となった出来事について、少しばかり楽屋話をしておきたい。

現在勤務している病院のすぐそばに、大宅壮一文庫（大衆誌を中心とした雑誌専門の図書館）がある。我が家には子供がいないので、もしわたしが大金持ちだったら遺産は妻に半分、あとは現代マンガ図書館と大宅壮一文庫に寄付しようかな、などとおよそ現実味のないことをときおり空想したりするのであるが、ここで資料を漁《あさ》っているときにちょっと気になるタイトルが偶然目に入った。早速そのタイトルの記事が載っている雑誌を取り寄せた。これが『ヤングレディ』の昭和五〇年九月一五日号で（余談ながら、昭和五〇年はベトナム戦争終結の年であり、セックス・ピストルズがデビューし、紅茶キノコが流行し、萩尾望都が『11人いる！』で小学館漫画賞を受賞し、カルビーポテトチップスが登場し、映画ではスピルバーグの『ジョーズ』がヒットした年である）、記事は「屋根裏に〝もう一人の夫〟を27年間住まわせていた女！」であった。

この嘘くさい記事にB級作品の精髄を見る思いをすると同時に、添えられていた家屋の図解にわたしは心を揺さぶられたのである。福田隆義のペンになる「小説を書く間男が屋根裏に潜んでいる家」の断面図は、本書の七五頁に転載してあるが、まさに奇想をそのまま一目瞭然としたイラストの饒舌さにわたしは気持ちを昂らせた。

昭和三四年の創刊号から『少年マガジン』や『少年サンデー』を愛読しつつ育ってきた世代の当方は、マガジンのグラビア頁を飾った兵器や秘密基地の図解、恐竜の解剖図といった一連のイラストからおそらく決定的な影響をイメージ力に与えられているに違いなく、ではどんなふうに影響を受けたのかは自分としては計りかねるのであるけれど、とにかく自身にとって根源的なものに再会したような高揚感を『ヤングレディ』誌の図解によってかきたてられたのであった。

そしてその高揚感は、「このイラストを引用した本を作りたい」といった素朴な欲望を喚起し、するとそれまで心の中に断片的に散らばっていた「幻の同居人」妄想についての経験やわたしなりの考え、家屋というものに対する奇妙な想像や非日常的で無気味な出来事などがみるみる互いに関連し合って形を成しはじめ、そんなときに河出書房新社の西口さんがタイミング良く声を掛けて下さったおかげで、執筆がスタートしたといった次第なのである。したがって本書は、わたしにとっては何か懐かしいメロディーが微《かす》かに聞こえつづけているような特別な愛着がある。

それにしても、わたしには「屋根裏に27年間……」の記事に登場した間男のサンフーバーにちょっと憧れる部分がある。現実にあんな生活をすることになったら、散歩も出来ないし古本屋にも行けないし、きっとフラストレーションがたまってしまうことだろう。だが、ああいった濃密な空間で黙々と執筆しつづけて出来上がったものが本書であったとしたら楽しいことだなあ、といった夢想をせずにはいられない。他人との付き合いが苦痛のレベルにまで達してしまうことが少なくないので、わたしはサンフーバーのように隠遁しつつも性欲と表現への欲望は保証された生活を羨ましく思う。

そういえば昨年の一一月六日付の『朝日新聞』朝刊の「青鉛筆」と題した欄に、こんな記事が載っていた。東京でデザイン事務所を営んでいた男性（わたしと同じ四七歳）が不況で首が回らなくなり、死を選ぼうと八ヶ岳南麓までやってきたという。四月のことで、八ヶ岳はまだ寒い。場所柄、無人の別荘がたくさん立ち並んでいる。すぐに自殺を決行しなかったせいで、彼は誰もいない別荘の床下で寝起きをすることになった。やがて寒さに耐えきれずに室内へ入り込んで住みつき、保存されている食料品を漁り、食べ物がなくなると次の別荘へ移るといった調子で暮らしていた。都合、十数件の別荘を転々としたそうで、いつしか自殺のことはペンディングとなり、ときには読書をしたり、絵の具を見つけて水彩画を描いたりしていたという。

　もはや日常からは別れを告げ、半分死者になった気持ちで空き家で過ごす優雅な日々——そんなどこかリアリティーを欠いたトーンには、大いに心惹かれる。この家宅侵入で捕まった男性も、サンフーバーのように一種の隠棲をしていたわけであり、しかし修行者や仙人のようなストイックさとは無縁のところにわたしは共感を覚えるのである。

　ところで子供の頃にわたしが憧れていた職業がある。遊園地に行ったら、ウォーターシュートだとかジェットコースター、観覧車などのチケット（切符と称したほうが相応《ふさわ》しかった）は園内のあちこちに散在している木造の小屋で売られていた。この小屋が、ちょうど電話ボックスくらいのサイズしかなく、しかも窓なんかなくてお金や切符を受け渡しするための小さな口が開いているだけなのである。したがって売り子の顔も見えない。おそらく小屋の内部はひどく暗かったに違いないし、今からすればずいぶん無気味に思えるが、当時のわたしはその小屋で終日ひっそりと切符を売る仕事を羨望したのであった。カッコいいとか、憧れの対象というのではなく、ストレスが最小限でしかも自分の内面を侵食されずに済む職業であろうと直感したのである。

もうあんな小屋は遊園地から消滅してしまったけれど、出来るならばあそこにひきこもって、切符を売る職に就きたいと今でも思う。日曜祭日は混むから嫌である。どんより曇ったウィークデーが望ましい。誰も遊園地なんかへ行く気分になりそうもない日に、ちっぽけな闇の中に座り、虚《うつ》ろに響くカーニバル・メドレーを耳にしながら小説のプロットを練ってみたりどうでもいいような疑問について徹底的に考えてみたり、そしてときおり暇で物好きな客に切符を売る。そんな静かな生活を送ってみたい。

本書執筆のきっかけを記しているうちに、わたしは本当は遊園地で独り静かに切符を売っていたかったことを思い出したのである。しかし昨今はディズニーランドのスタッフのようにそつなく愛想笑いを浮かべられなければ雇ってもらえないわけで、現実というのはまことに悲しいものである。

最後まで付き合って下さった読者諸氏に深謝するとともに、さまざまな形でお世話になった皆さんにもここでお礼を申し上げたい。代表として、編集の西口徹さん、装画の小泉孝司さん、装丁の水木奏さんの名前を記しておく。どうもありがとうございました。

平成一一年五月二三日

増補　入れ子の家

屋根裏の散歩者たち

平成一一年初夏に本書は全四章を以て完結している。この本全体を一軒の家に見立て、四章までの本文を室内、表紙を屋根と考えるなら、この章はいわば屋根裏に相当することになるだろう。

さていったん書き終えた後も、わたしは「屋根裏マニア／天井裏マニア」を自認して、目につくたびに秘密の空間とか幻の同居人に関連しそうな新聞記事その他の蒐集をつづけてきた。

その類の事件や情報は、結構次から次へとたちあらわれてくるのである。まったくのところ、一種の普遍性を感じ取らずにはいられない。

平成一四年六月三日付の時事通信が配信したインターネットのニュースには、「住居侵入で中学校長逮捕＝女性教諭宅の天井に穴、のぞきか——山口」といった見出しの記事があった。友人である編集者の西田薫氏に教えてもらった記事である。

2日午後9時15分ごろ、山口県豊北町滝部の中学教諭の女性（23）から「同じアパートの住人が天井裏に侵入していたようだ」と110番があった。県警小串署員が駆け付けたところ、同じ2階に住む同町豊北第二中学校校長のY容疑者（49）が侵入を認めたため、住居侵入の現行犯で逮捕した。

同容疑者は天井に1センチ弱の穴を開けており、同署はのぞき目的だったとみている。

調べによると、女性教諭は当時、女性の友人と一緒にいて、天井裏から「ミシッ、ミシッ」と音がするのに気付いた。部屋を出て音をたどっていったところ、同じ階の同容疑者の部屋で音が止まったため、通報した。女性教諭は同町内にある別の中学校勤務。Y容疑者は単身赴任だった。

同じアパートに校長と教諭とが住んでいるというのも何だか長閑《のどか》だし、気丈な女性教諭が天井裏から聞こえる音をたどっていったという箇所は、その光景がありありと目に浮かぶ。豊北町がどんなところかわたしは知らないが、もしかすると『坊っちゃん』の舞台となった町みたいな雰囲気ではないかと想像したくなる。
平成一一年九月二八日付の『スポーツニッポン』紙には、「天井裏で出入り／下着ドロを逮捕」という記事が掲載されている。

三重県警鈴鹿署は住居侵入の疑いで、鈴鹿市の会社員Y容疑者（23）を27日、逮捕した。今月22日午前10時ごろ、住んでいるアパートの隣室の女子大生（22）方に忍び込もうと、自室の天井裏に上り、前もって破っておいたしきり板の穴を通って、天井から女子大生方の押し入れに侵入した疑い。Y容疑者は押し入れで下着を物色していたところを部屋にいた女子大生に気付かれ、天井裏から逃げたが、しきり板はY容疑者の部屋から天井に上がらないと破れないことなどから同署がY容疑者を追及、犯行を自供した。

どうも天井裏関係の記事は、犯人の姿かたちや姿勢、振る舞いといったものが実に鮮明に脳裏に浮かぶのである。その具体性と間抜けさ、さらには性的なトーンが色濃く漂っているあたりが、関心を惹いてやまない理由なのであろうか。

屋根裏に潜む

本書の七一頁で「屋根裏の間男」として述べたサンフーバーについては、平成一四年九月四日の夜九時から日本テレビ『ザ！世界仰天ニュース』という番組で「屋根裏に住むナゾの男、実は12年間隠した妻の愛人……巧妙な偽装工作、結末は殺人」という長ったらしいタイトルで、ドラマ仕立てで放映された。ちゃんと外人が役を演じており、紹介したストーリーを忠実に再現していた（家も、あの図解そのままであった）。あくまでも実話ということで紹介していたので、番組を見ていたわたしは、もしかするとサンフーバーが屋根裏で書いてベストセラーとなったという小説の実物を目にすることが出来るのではないかと非常に期待した。

が、やはり書名すら判然としなかったのである。所詮、女性週刊誌とテレビとが同レベルであることが如実に分かる番組なのであった。

サンフーバーは二七年間屋根裏に潜みつづけていた（テレビでは一二年間とされていたが、せいぜいその程度のほうがまことしやかであるとディレクターが判断したからだろうか）のであったが、本書が出版されて三ヵ月後の平成一一年九月二六日には、「57年間　徴兵嫌って屋根裏生活／ウクライナの男性ひょっこり下界へ」という異様な記事が『朝日新聞』朝刊に載っていた。

ナチス・ドイツによる強制労働や旧ソ連軍への徴兵を逃れようと、第二次世界大戦中から五十七年間も自宅の屋根裏部屋に隠れていたウクライナの男性（七六）がこのほど突然現れた。地元のディエン紙が伝えた。

この男性はウクライナ中部のモンチンツィ村に住むステパン・コワルチュクさん。ナチス占領下の一九四二年、ナチスが若いウクライナ人を捕まえてドイツで強制労働をさせるとの話を聞き、隠れることを決意。母親は村人に対して、息子は修道院に入ったと説明していた。

終戦でナチスが撤退した後も、当時のソ連赤軍への徴兵を避け、屋根裏生活を続けた。

しかし、長年食事などの面倒を見てくれた姉が今月初めに死去。コワルチュクさんは、その十日後の今月十八日、屋根裏生活をやめた。健康状態は驚くほど良好という。


ロシアの片田舎での出来事に過ぎず、信憑性はいかがなものであろうか。仮に事実であったとしても、「健康状態は驚くほど良好」とはつまり肉体的な健康の話であって、コワルチュク氏は統合失調症（精神分裂病）を患っており、病的な不安や妄想から五七年に及ぶ逼塞を続け、未治療のまま長期間が経過するうちに妄想は形骸化し、老化とあいまって「健康そうな老人」と見誤られたと解釈したほうが良さそうな気がする。

実は数年前にわたしが精神鑑定を行ったケースで、三七年間自宅に閉じこもったままであった男性がいた。面接をしたときには五九歳で、幻聴が持続したますっかり人格水準が低下し、自力では社会生活などまったく送れそうにない現実離れした状態となっていた。

彼は大学を卒業して半年ほど就労したものの統合失調症を発病、以来、幻聴をパートナーとして延々と自室に閉居したまま人生を過ごしてきたのだった。ではそんな彼がなぜ鑑定を受けるに至ったかというと、煙草による失火で火事を起こし、肝心の家から焼け出されてしまったのであった。そのときには、八三歳になる老母（年齢の割には、それこそ驚くほど健康でしっかりしていた）と二人暮らしであったのだが、彼の様子があまりにも常軌を逸していたために、警察が精神鑑定へ掛けるべく手配をした次第なのであった。

焼失した家は、有名な繁華街の裏手にあり、そんなところでほとんど身動きもせずに一人の男が幻聴と会話を交わしつつ三七年間を送っていたことに、あらためてわたしは驚かずにはいられなかった。まさに彼の家の内部だけは時間がまったく停滞していたのであり、もしも火事が起きなかったらおそらく母が死去し、そのあと彼はどうなっていたのであろうか。彼の人生は空疎そのものとしか思えないが、では自分が三七年間を遡ってどれだけ充実した人生を営んできたのかと振り返ってみれば、暗澹とした気分にならざるを得ない。彼との出会いは、人生の意味について、わたしへボディーブロウのような効果を与えたのであった。

息をひそめる人

「幻の同居人」にやや近いテイストの記事として、平成一三年四月一八日付『毎日新聞』朝刊に載っていた記事はどうであろう。見出しは「ムコ殿こっそり同居6年」となっている。

同居の義母(97)名義の貯金約640万円を勝手に引き出したとして、警視庁小松川署は、東京都江戸川区、無職、S容疑者(54)を窃盗、詐欺などの疑いで逮捕した。S容疑者は「義母の家の2階に住んでいたが、最近仕事をやめて金がなくなった」と供述しているが、義母は「6年前に出ていったはず。2階に住んでいたとは知らなかった」と話しており、同署ではS容疑者をさらに追及している。

調べではS容疑者は義母の印鑑や通帳を勝手に持ち出し、今年3月16日に2カ所の郵便局で640万円を引き出した疑い。S容疑者はこのうち約60万円を生活費に使い、残りを自分名義の銀行口座に振り込んでいた。

義母の介護にきていた介護ヘルパーに、義母が介護料を支払おうとしたところ、通帳を入れているバッグがなくなっていたことから、ヘルパーが同署に届け出た。署員が2階にいたS容疑者を見つけ、犯行を認めたため、逮捕した。

S容疑者は結婚後、妻の自宅で義母と同居していたが、1995年4月に妻と死別。義母は「直後に引っ越した」と話しているが、S容疑者は「ずっと2階に住んでいた」と話している。

義母はやや耳が遠く、1階で暮らしており、2階に上がることはなかった。S容疑者は帰宅後、靴を2階に持って上がるなどしており、同署は義母に気付かれないように隠れて暮らしていたとみて調べている。


この記事もまた牧歌的でもあり奇異でもあり、「こんなこともあるのだなあ」としか論評のしようがない。大胆な人間は、息をひそめつつも平然と他人の日常へ棲み着くものなのである。

ところで作家の宇野浩二には「屋根裏の戀人」という短編小説がある。同題の作品集が金星堂から出版された大正一一年は、ひきこもり系の傑作「夢見る部屋」が書かれた年であり、また彼には「屋根裏の法学士」という押し入れ小説（主人公は屋根裏ではなく押し入れにひきこもっている）もある。わたしは「屋根裏の戀人」なる作品の存在を知った時、これは絶対に恋人を屋根裏に匿っているといったそれこそサンフーバーの「屋根裏の間男」に近い物語であるに違いないと確信したのであった。

が、全集のコピーを入手して読んでみて、失望した。面白そうなタイトルなのに名作集とかアンソロジーの類に入っていない理由も分かった。まず、筋立てそのものが退屈である。そして意外にも、屋根裏とは実は家の二階を指しているのであった。「彼は場末の荒物屋の家の二階を借りてゐたのであつた」となっていて、その二階イコール屋根裏なのであった。当時は、そのような言い方があったということなのだろうか。しかも謎の恋人の正体が同和問題そのものに絡んでおり、露骨な差別表現で謎解きがなされている。差別といった文脈から離れても下らない種明かしで、これでは今どき再刊は無理だろうなと感じたのであった。

屋根裏系の小説では、むしろE・C・ベントリーが一九三八年に発表した推理短編「ちょっとしたミステリー」こそが拾い物の珍品であった（『トレント乗り出す』好野理恵訳／国書刊行会、二〇〇〇年所収）。この物語では、ある独り住まいの若い女性にまつわる謎が提出される。彼女が仕事に出て帰ってくると、いつも何者かが室内へ侵入した形跡が残っているというのである。何かが盗まれたり家捜しされたわけではない。安楽椅子の肘掛けの布の皺の寄り具合とかソファのクッションの膨らみ具合などから、どうも何者かが勝手に入ってきて「くつろいで」いくらしいというのである。

なぜそんなことをしなければならないのか。もっと別の目論見があるならともかく、わざわざ他人の部屋へ侵入して、ただ寛いでいくだけという怪人物の正体が分からない。もちろん目的も。

この「他人の住居へ勝手に侵入して、寛いではまた消え去っていく幻の人物」という設定が、どこかのんびりとしていて和むのである。

……そして戸口の向こうに、部屋の外の天井から何かがゆっくりと下りてくるのが見えた。小さなスーツケースだった。取っ手に紐が結びつけられていた。スーツケースは音もなく踊り場に置かれた。紐はその傍に落ちた。それから乾いた音とともに、籐の横木のついた縄梯子が、上方からすばやく解けながら降りてきて、その端が床に届いた。

梯子は軋んで大きく振れ始め、それから二本の足が現れた。ひとりの男が、このやりにくい方法で、足場を探りながら降りてきた。背が低く、均整がとれないほど肩幅の広い、屈強そうな男だった。だが肩の上の頭が、見ている者の視界に入ってくる直前に、ふたりの警官は部屋から飛び出した。

彼女の住んでいる家の天井裏に、この屈強な男が隠れ潜んでいたのであった。彼は犯罪者で、右に引用した箇所はちょうど天井裏から抜け出して高飛びをしようとしたところを逮捕される場面である。彼は事件の捜査が一段落してほとぼりがさめるまで、そして髭も髪も伸ばして変装をするために、天井裏を隠れ家として時間を稼いでいたのである。しかしいつまでも逼塞しているのも退屈なので、彼女の留守を見計らっては部屋へ降りてきて寛いでいたのであった。もちろん彼が隠れるためには手引きをした者がおり、それがよりにもよって彼女の雇い主だったのである。犯人にとって、窮屈な天井裏での日々はさぞや苦痛だったであろう。安楽椅子やソファにゆったりと坐る――たったそれだけのことが、どれほどの喜びであったか。悪党にも、幾分かは謙虚な心が芽生えていたかもしれない。

天井男のこと

それにしても平成一五年には、屋根裏系/天井裏系でしかも猟奇系の小説として「決定版」とでもいうべき作品が登場している。折原一の長編推理小説で、題名は『倒錯のオブジェ――天井男の奇想』という（文藝春秋刊/本格ミステリ・マスターズ）。何しろ帯のコピーには、「『うちの天井裏には天井男がいるんじゃ』――それは孤独な老婆の妄想なのか？　そして二階には密室の中に死体がひとつ……。超絶技巧が冴え渡る渾身の書き下ろし」と書かれているのである。天井裏関係記事蒐集家としては見逃せない。

驚くべきことに、小説の中では東京都北区東十条にある古びた一軒家の一階と二階とに挟まれた狭い天井裏の空間に、本当に「天井男」が隠れているとしか思えない描写が何度も出てくるのである。天井男の独白が、ちゃんと本文に示される。たとえば、

おっと、危ないところだった。

いくら、光が届かないとはいえ、天井裏を本気になってのぞかれたら、万事休すだ。俺は黒い服に身を包み、うつ伏せになりながら、じっと息をひそめて嵐がおさまるのを待った。

俺がのぞいているのは、押し入れの天井板の隙間からではない。あのくそばあのいる居間の天井の節穴からなのだ。

時子は周囲から妄想狂と思われているので、誰も彼女の言葉を信用しない。そうでなかったら、今頃警察に天井裏を捜索されて、俺はたちまち御用になっているはずだ。

隠れるのに、こんないい場所はなかった。

区役所の相談員が帰っていくと、俺はまた天井の節穴から飯塚時子の観察をつづける。

俺は天井男なのだ。

……………

しかしいくら何でも、天井男が実在しているなんて荒唐無稽である。こんなものの存在を認めてしまっては、本格推理小説としての論理性が否定されてしまうではないか。いったいどんな具合に結末をつけるのか。わたしは、正直なところ、はらはらしながら読み進んだ。そして説得力のある結末に安堵した。確かに超絶技巧のミステリであり、本書の一九頁に「老女の訴え」として記したわたしの体験を発展させて推理仕立て兼ホラー仕立てにしたような作品なのである。よくもまあ筋の通った話としてまとめ上げたものだと感心せずにはいられなかった。

折原は、巻末に付されたインタヴューで語っている。

このタイトルは、死体＝オブジェという含みです。周辺にゴミをいっぱい置いている家の天井に、男がいるんじゃないかという話。ゴミ屋敷の住人が、よくワイドショーなんかで取り上げられますよね。そこから発想した面はある。あと、やっぱり、私の基本は覗きかもしれない（笑）。だから、江戸川乱歩の『陰獣』は好きな作品で、それも頭にあったんでしょう。べつに乱歩を意識してとか、自分なりの乱歩を、なんてところまでは考えなかったけれど、ああいうのを生かせないかというのが、前々からあったんです。

屋根裏や天井裏の空間は面白いから、以前にもパロディみたいなもので、『天井裏の散歩者』という作品を書きました。私はべつに、天井裏の原体験というのはなくて、むしろ押し入れのほうがあるかもしれません。みんな昔は、押し入れにもぐって遊んだりしてたでしょう。

確かに、わたしも天井裏へ上がったことはない。天井裏にまつわる物語は、押し入れに隠れて遊んだ記憶が変形されてつながっているのだろう。まあ天井裏も押し入れも「幻の同居人」が潜んでいておかしくない空間なのであり、そういった意味では同質のものと考えて差し支えあるまい。

入れ子の家

本書が平成一一年に『屋根裏に誰かいるんですよ。』とのタイトルで出版された当時は、世間で「ひきこもり」の問題がクローズアップされつつあった時期と記憶している。ただし「ひきこもり」が世間の認知度を飛躍的に高めることになったのは、およそ半年後の平成一二年一月二八日に発覚した「新潟県柏崎市・少女誘拐監禁事件」

および同年二月七日に犯人が自殺をした「京都・小2男児殺人事件」、同年五月三日に起きた「西鉄バスジャック事件」といった一連の事件の犯人の生活ぶりが、いずれも「ひきこもり」的要素を強く帯びていたからであった。それがために、ひきこもりが犯罪ことに猟奇犯罪と関連づけられる風潮が生じ、にわかに「ひきこもり」が世間の一大事として取り沙汰されることになった。

世間の目は「ひきこもり」の若者たちをどこか屋根裏の散歩者的な無気味な存在と見做したのである。

ひきこもりに対するイメージの変遷はここでは述べない。ただし前記の「新潟県柏崎市・少女誘拐監禁事件」がテレビの「ニュース・ステーション」で臨時ニュースとして報道されたとき、たまたまそれを見ていたわたしは実に異様な衝撃を受けたことをはっきりと憶えている。それはまさに何年もの間、天井裏に隠れていた人物がいきなり白日のもとに曝されたような事件だったからである。

平成二年一一月一三日夕刻、当時小学校四年生であった女の子（A子）が忽然と姿を消した。失踪届けが出され、警察が捜査に乗り出したものの行方は杳《よう》として知れず、そのまま九年二ヵ月が虚しく経過した。そして平成一二年一月に、三七歳になる独身男性Bが自宅で不穏状態を呈して救急車で運ばれた。そのことが契機となり、誘拐監禁の事実が明らかにされることになった。

A子が誘拐された三条市から約五〇キロ離れた柏崎市に、Bは母と二人で住んでいた。彼は高校を卒業して半年ほど地元の工場へ就職したあとは、自宅に半ひきこもり状態となり、しばしば家庭内暴力を振るって母親を怯えさせていた。父は高校時代に他界、兄弟姉妹はいなかった。

さてA子はBによって九年以上にわたり、彼の自宅の二階へ幽閉されていたのであった。逃げ出そうとしてもナイフや暴力で脅かされ、テレビ以外は外部からの情報を断たれたまま彼女は思春期を送ることになった。救出された後に、彼女が持っていた

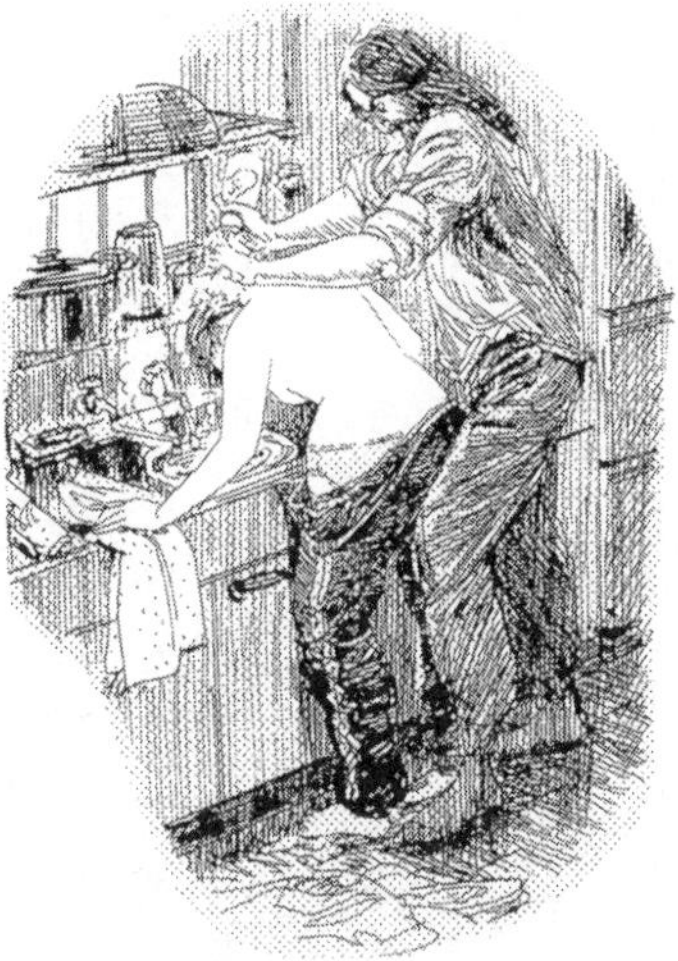

『女性セブン』平成12年2月17日号の記事「監禁少女『流し台で入浴』の哀れ」に添えられていたイラスト。Bは、台所の流しでA子の髪や体を洗っていたことを示している。
（わたなべしんや・画）

ランドセルに入っていた学習ノートに、本人や父母、学校の名前が鉛筆でびっしりと書き込まれていたのが発見されている。彼女なりに、平常心を保つための工夫だったのであろう。食事は満足に与えられず、風呂やトイレにも厳重な制限が加えられていたらしい。前頁に引用した『女性セブン』誌のイラストのように、「流し台で入浴」といったことも行われていた。

Bの自宅の構造を知って、わたしはたとえようもない無気味さを覚えたのであった。家の造りについては、平成一二年一月三一日付の『報知新聞』の記事を引用してみたい。

男の自宅は木造2階建て約100平方メートル。外観は母屋と別棟がつながった形だが、問題の部屋（引用者注・A子が監禁されていた部屋のこと）は、外側から見える窓の内側に、廊下をはさんでさらに窓がある不思議な作りになっていた。廊下側からこの部屋に入るには、内側の窓を開け、サッシをまたがなければならない。増築工事が中断されたため、本来取り払われるはずの外壁部分が残り、変則的な構造になったらしい。

当時の工事関係者などによると、増築は昭和60年ごろ。もともと2階には母屋部分に6畳2間分の和室があったが、増築で別棟に台所と洋間が備えつけられたという。別棟1階には車庫と男が「トレーニングルーム」と呼ぶ部屋があった。別棟にはトイレや風呂はなかった。

別棟の増築は「男のために」と母親が依頼。だが、工事期間中に男が業者を家に入れさせないことが度々あり、母屋2階の奥の部屋（引用者注・監禁されていた部屋）への立ち入りを禁じられていた。トラブルが重なって工事は中断。当時は電気配線や水道、ガスも通っておらず「別棟は、人が住めるような状態ではなかった」という。

捜査本部では押収した資料を分析する一方で、母屋の1階で生活していた母親が階上に女性が監禁されていたことに気付いていなかったのか、改めて事情を聞く方針だ。

つまり監禁部屋は、家の中の家といった入れ子構造になっていたのである（Bの母親は、この入れ子の中へ幽閉されていたA子の存在を知らなかったという）。そして考えてみれば、天井男や屋根裏の散歩者が潜む空間もまた、馴染み深い家屋の内部に入れ子構造として存在する非日常の場所といった意味では、この監禁部屋と共通しているのではないのか。

こうした見方を敷衍してみるなら、我々の頭蓋骨の内部もまた、家屋の内部における入れ子構造として闇を抱いていると考えることもできるだろう。九年以上に及ぶ監禁という奇怪な事件を知ったときの衝撃は、監禁の行われていた空間が天井裏や屋根裏、さらには脳という「部屋」にも共通する入れ子構造であったことに気付くことによって、奇妙なリアリティーを獲得してわたしに迫ってくることになったのであった。

天井裏から下りてきたもの

入れ子構造の中央に逼塞しているものは何なのか。それはグロテスクでおぞましいいっぽう、懐かしさをもまた感じさせるものであるに違いない。前代未聞の突飛なものでは決してなく、薄々感じてはいたもののあえて意識の表層から排除されていたものであるに違いない。

深沢七郎が昭和五九年に発表した「極楽まくらおとし図」という短編小説がある。この作家は映画化もされた『楢山節考』などで有名だが、わたしにとってはこちらの作品のほうがよほど生々しく嫌な気分にさせられる。そもそもタイトルをわたしは誤解していて、「まくら」から枕絵とかを連想し、すると「おとす」とか「極楽」といった言葉と関連して、何となく老人のセックスを赤裸々に描いた小説ではないかと思い込んでいたのであった。それが比較的最近、たまたまきちんと読む機会を得て、いささかうろたえると同時に「心の中の天井裏」といったものを考えずにはいられなかったのであった。

物語は、東京近郊とおぼしき土着性と近代化とが混在しているような土地を舞台としている。語り手の「ワシ」は年金暮らしをしている爺さんで、いわゆる土地者である。近隣に親戚が散在しており、四キロばかり先には一族の「本家」がある。

本家にはカンちゃんという孫がいる。三〇を過ぎた独身で、定職もろくにない画家志望の男である。彼が油絵の個展を駅の近くの喫茶店で開くことになる。「ワシ」は結局それを見には行かなかったのだが、息子から話を聞くとそれらの油絵は何が描いてあるのか判然としないような前衛的なものばかりだったらしい。そしてそんなわけの分からない絵の中に、奇妙なタイトルの作品があった。

息子は「それにしても妙な絵があって〝まくらおとし〟と書いてあったが、絵の題だろう、〝まくらおとし〟などという言葉はカンちゃんなど知らない筈だが」と言う。〝まくらおとし〟はカンちゃんのヒイじいさんの死んだときの病気の名で、「よく知っていたものだ」とまた息子はつぶやくように言う。

「いやー、ヒイじいさんではなく、その親父さんの死ぬときの病気のことだ。で、どんな絵だ、病気の絵は?」ときくと、

「これも、さっぱりわからない絵だった」とツブやくように言う。人間の顔をカい

ているが、年寄りだか、若い者だか、男の顔だか、女の顔だかわからない。アタマがぐーっととがっていて、首が長くかいてあって、首をかしげているような絵だったそうである。

「それにしてもヒイじいさんの親の病気の名をカンちゃんが知っているとは」と、ワシが言うと、そばでバアさんが「ハナシに聞いてたんだよ、アハ、、、」と笑って言う。親やジイさんから聞いていたのだろう。

いわば「まくらおとし」の正体は何かといった謎が提出されて話は進んでいく。しかも「まくらおとし」は、一族の者たちはおおむね承知しており、秘密めいてはいるが笑い声をも交えて語られるような内容でもあるらしい。

さて本家の当主であるリョーさんは、卒中の発作を重ねて寝たきり状態である。死期が近づきつつあるが、寿命はいまだ尽きない。リョーさんは、もういい加減昇天したい心持ちでいるらしい。

リョーさんの息子はビニール加工の工場を経営しているので社長と呼ばれている。その息子が、おかしな油絵を描いたあのカンちゃんということになる。

ある晩、不意に社長が「ワシ」のところへやって来る。思い詰めた顔をしている。リョーさんは、臨終にまでは至らないが苦しんでいる。死にそうで死にきれない。助かる見込みなどないのに、見苦しい姿をさらしている。そんな様子に、社長は遂に耐えきれなくなった気配なのである。すぐさま「ワシ」は社長と本家へ駆け付ける。二階の部屋へ入り、予《あらかじ》め用意してあった白い晒《さらし》の布を切って、まだ生きているリョーさんの顔にそっとかぶせる。それから、ゆっくりと病人の枕を外した。

「いそいだほうが」とワシは言った。社長はうごかない。

「リョーさんもいそいでいるよ」とワシはまた言った。社長がまくらを手に持った。持ち上げてリョーさんの胸に当てた、ワシがあわてて、胸のまくらをリョーさんの首の上にのせた。やせているので、細い首で、ワシと社長はまくらの両はしを押さえた、ぐーっとちからをいれた。

ワシは、はげしく首をふった。ワシはヒザをまくらの上にのせた。ぐーっと、ちからをいれようとすると、社長の手がのびて、ワシのヒザをもちあげた。こんどは社長がヒザをまくらの上にのせた。ぐーっとまくらが平たくなっていく。ワシのヒザのちからより社長のヒザのほうがちからがあった。実の子がちからをこめているからだ。白いサラシはゆれもうごきもしない。

（中略）

ワシはリョーさんの胸と首を眺めた。まくらのあとも、なんのあともない。ワシと社長は、ゆっくり、かなり長いあいだまぶたをなでた。そうして、まぶたをとじさせた。

これが作品の最後の箇所である。以上で終わり。「まくらおとし」とは、殺人の手段であった。安楽死をさせるために、証拠を残さずに近親者が行う特別な殺人なのであった。それは親族のあいだで公然の秘密として語り伝えられてきたものであり、愛する者を極楽へと送り届けるための奇妙な儀式だったのである。親族のあいだの秘密は、警察や法律などの及ぶところではなく、「まくらおとし」は非合法な堕胎や座敷牢といったものと同じ領域に属する事柄だったのである。しかもそれが、現代社会にも脈々と息づいていたことが、カンちゃんの前衛的な油絵といった伏線によって、いやに説得力を持って読者の前に立ち上がってくるのであった。

わたしはこの「まくらおとし」の記憶が属する領域が、すなわち心の中の天井裏に相当すると実感したわけである。家屋の中に入れ子のようにして存在している精神の闇、そこから不意に下りてきたものが枕を使って殺人を犯したのであった。それはちっとも唐突には感じられず、むしろおおらかさやノスタルジーすらを感じさせてしまう。おぞましくもあり、へんに寛ぐような感触もある。

リョーさんを極楽へと導いていったのは、孤独な老女たちの日常を生暖かく彩っていたあの幻の同居人たちであったともいえるのである。

平成一五年三月記

文庫版あとがき

本書のハードカバー版が刊行されたのは一九九九年（コロンバン高校銃乱射事件が起き、ギュンター・グラスがノーベル文学賞を授与された年）である。自分なりに一所懸命に書き、装丁にも納得がいき、ある程度の自信を持って出版した。が、売れ行きはよろしくなかった。話題にもならず、ほぼ黙殺され、著者としてはかなり気落ちした。版元も「いくらなんでも、もうちょっと売れてもいいんじゃないか」と考えたようで、二〇〇三年に増補版を『家屋と妄想の精神病理――あるいは、狂気とアナクロニズム』と改題し、装丁も変えてソフトカバーで出版するも、これもまったく駄目であった。

後日、種村季弘氏が光文社文庫版『江戸川乱歩全集・第14巻』に「幻の同居人」と題したエッセイを寄せ、その中で拙作を取り上げていただいたことを知って喜んだが

（そのエッセイは『雨の日はソファで散歩』ちくま文庫、二〇一〇で読むことができる）、まあ反響はそれくらいだった。

二回も世に問うたのに世間から無視されるのは、悲しい話である。無力感に苛まれる。それでも以降、本を出す機会をあちこちから途切れることなく提供してもらえ、いまだに書き続けていられるのは幸運と言うしかないだろう。

ところが二〇二二年の夏に、Twitterで『屋根裏に誰かいるんですよ。――都市伝説の精神病理』を書影とともに紹介してくれた人がいた。好意的なコメントとともに。しかもその投稿に対して驚くほど多くの反響があり、だがハードカバー版も増補版もすでに品切れで古書店からの入手も難しくなっていた。それに気付いた版元が、当初は重版の形で再び出そうと考えたものの、どうせなら廉価で入手しやすい文庫本で、また装画はそのままに増補部分を加えて出版することを急遽決めたという次第なのであった。忘れ去られた筈の書物が、二十三年を経て蘇るという珍事が生じたわけである。

わたしは誤解と偏見に満ちた悪口を言われたり、的外れな言葉で一刀両断されたりといった経験から Twitter に対しては陰性感情を抱いていた。だから滅多に見ることはないし、アカウントすら持っていない。そんな、半ば敵視していた Twitter に今回は手を差し伸べられたようなもので、そうなると苦笑まじりに「こんなこともあるんだなあ」と呟くしかない。これもまた人生の面白さといったところだろうか。

今回の文庫化に当たっても、当初の編集者であった西口徹さんの手を煩わせた。Twitterで三回目のチャンスを与えて下さった皆さん、この本を読んで下さった諸氏と併せてここに謝意を表したい。ありがとうございました。

二〇二二年八月九日　ヒエロニムス・ボッシュの忌日に（一五一六）

春日武彦

＊本書は、一九九九年六月刊行の『屋根裏に誰かいるんですよ。』の改題増補版（二〇〇三年五月刊『家屋と妄想の精神病理』）を、元題に戻して文庫化するものである。なお、初刊当時、「精神分裂病」「痴呆」「保健婦」「精神病院」という名称が一般的であったので、表記はそのままとさせていただいた。

屋根《やね》裏《うら》に誰《だれ》かいるんですよ。

都市《とし》伝説《でんせつ》の精神病理《せいしんびょうり》

二〇二二年一〇月一〇日　初版印刷
二〇二二年一〇月二〇日　初版発行

著　者　春日武彦《かすがたけひこ》
発行者　小野寺優
発行所　株式会社河出書房新社
〒一五一―〇〇五一
東京都渋谷区千駄ヶ谷二―三二―二
電話〇三―三四〇四―八六一一（編集）
〇三―三四〇四―一二〇一（営業）
https://www.kawade.co.jp/

ロゴ・表紙デザイン　粟津潔
本文フォーマット　佐々木暁
本文組版　株式会社キャップス
印刷・製本　中央精版印刷株式会社

Printed in Japan　ISBN978-4-309-41926-8

奇想版　精神医学事典

春日武彦　41834-6

五十音順でもなければアルファベット順でもなく、筆者の「連想」の流れに乗って見出し語を紡いでゆく、前代未聞の精神医学事典。ただし、実用性には乏しい。博覧強記の精神科医による世紀の奇書。

世界一やさしい精神科の本

斎藤環／山登敬之　41287-0

ひきこもり、発達障害、トラウマ、拒食症、うつ……心のケアの第一歩に、悩み相談の手引きに、そしてなにより、自分自身を知るために——。一家に一冊、はじめての「使える精神医学」。

私が語り伝えたかったこと

河合隼雄　41517-8

これだけは残しておきたい、弱った心をなんとかし、問題だらけの現代社会に生きていく処方箋を。臨床心理学の第一人者・河合先生の、心の育み方を伝えるエッセイ、講演。インタビュー。没後十年。

生きるための哲学

岡田尊司　41488-1

生きづらさを抱えるすべての人へ贈る、心の処方箋。学問としての哲学ではなく、現実の苦難を生き抜くための哲学を、著者自身の豊富な臨床経験を通して描き出した名著を文庫化。

夫婦という病

岡田尊司　41594-9

長年「家族」を見つめてきた精神科医が最前線の治療現場から贈る、結婚を人生の墓場にしないための傷んだ愛の処方箋。衝撃のベストセラー『母という病』著者渾身の書き下ろし話題作をついに文庫化。

内臓とこころ

三木成夫　41205-4

「こころ」とは、内蔵された宇宙のリズムである……子供の発育過程から、人間に「こころ」が形成されるまでを解明した解剖学者の伝説的名著。育児・教育・医療の意味を根源から問い直す。

FBI捜査官が教える「しぐさ」の心理学

ジョー・ナヴァロ／マーヴィン・カーリンズ　西田美緒子〔訳〕　46380-3

体の中で一番正直なのは、顔ではなく脚と足だった！「人間ウソ発見器」の異名をとる元敏腕FBI捜査官が、人々が見落としている感情や考えを表すしぐさの意味とそのメカニズムを徹底的に解き明かす。

心理学化する社会

斎藤環　40942-9

あらゆる社会現象が心理学・精神医学の言葉で説明される「社会の心理学化」。精神科臨床のみならず、大衆文化から事件報道に至るまで、同時多発的に生じたこの潮流の深層に潜む時代精神を鮮やかに分析。

怒り　心の炎を静める知恵

ティク・ナット・ハン　岡田直子〔訳〕　46746-7

怒りは除去すべきものではなく、思いやりと幸福に変えられるもの――ブッダの根本思想を実践的に説くベストセラー。歩く瞑想、呼吸法など、重要なポイントをわかりやすく説明した名著。

怒らない　禅の作法

枡野俊明　41445-4

イライラする、許せない…。その怒りを手放せば、あなたは変わり始めます。ベストセラー連発の禅僧が、幸せに生きるためのシンプルな習慣を教えます。今すぐ使えるケーススタディ収録！

本当の自分とつながる瞑想

山下良道　41747-9

心に次々と湧く怒り、悲しみ、不安…。その苦しみから自由になり、「本当の自分」と出会うための瞑想。過去や未来へ飛び回るネガティブな思考を手放し、「今」を生きるための方法。宮崎哲弥氏・推薦。

ヒマラヤ聖者の太陽になる言葉

ヨグマタ相川圭子　41639-7

世界でたった二人のシッダーマスターが伝える五千年の時空を超えたヒマラヤ秘教の叡智。心が軽く、自由に、幸福になる。あなたを最高に幸せにする本！

孤独の科学

ジョン・T・カシオポ／ウィリアム・パトリック　柴田裕之〔訳〕　46465-7

その孤独感には理由がある！　脳と心のしくみ、遺伝と環境、進化のプロセス、病との関係、社会・経済的背景……「つながり」を求める動物としての人間——第一人者が様々な角度からその本性に迫る。

脳にはバグがひそんでる

ディーン・ブオノマーノ　柴田裕之〔訳〕　46732-0

計算が苦手、人の名前が思い出せない、不合理な判断をする、宣伝にだまされる……驚異的な高機能の裏であきれるほど多くの欠陥を抱える脳。日常や実験のエピソードを交え、そのしくみと限界を平易に解説。

脳はいいかげんにできている

デイヴィッド・J・リンデン　夏目大〔訳〕　46443-5

脳はその場しのぎの、場当たり的な進化によってもたらされた！　性格や知能は氏か育ちか、男女の脳の違いとは何か、などの身近な疑問を説明し、脳にまつわる常識を覆す！　東京大学教授池谷裕二さん推薦！

快感回路

デイヴィッド・J・リンデン　岩坂彰〔訳〕　46398-8

セックス、薬物、アルコール、高カロリー食、ギャンブル、慈善活動……数々の実験とエピソードを交えつつ、快感と依存のしくみを解明。最新科学でここまでわかった、なぜ私たちはあれにハマるのか？

脳科学者の母が、認知症になる

恩蔵絢子　41858-2

記憶を失っていく母親の日常生活を２年半にわたり記録し、脳科学から考察。アルツハイマー病になっても最後まで失われることのない脳の能力に迫る。NHK「クローズアップ現代」など各メディアで話題！

結果を出せる人になる!「すぐやる脳」のつくり方

茂木健一郎　41708-0

一瞬で最良の決断をし、トップスピードで行動に移すには“すぐやる脳”が必要だ。「課題変換」「脳内ダイエット」など31のポイントで、“ぐずぐず脳”が劇的に変わる！　ベストセラーがついに文庫化！

著訳者名の後の数字はISBNコードです。頭に「978-4-309」を付け、お近くの書店にてご注文下さい。